JN009259

近未来の〈子づくり〉を考える

不妊治療のゆくえ

Kugu Koji
久具宏司

春秋社

まえがき

不妊のカップルに対して行われる「不妊治療」は、体外受精の登場により革命的な変化を見せた。有効な治療法がなく諦めるしかなかったカップルの多くに福音がもたらされた。同時に、体外受精は人類の生殖行動にさまざまな新しいオプションを付加することになった。二〇二〇年現在、日本国内には六百を超す体外受精可能な病院やクリニックが存在し、体外受精は特別な治療ではなくなっている。二〇一八年に日本全国で体外受精によって産まれた子どもの数は、五万六千九百七十九人である。年間出生児数が減少を続ける中、女性の出産年齢の上昇を反映して、体外受精児の比率は上昇し続けている。一方、人口減少の局面に入った今、その原因のひとつである少子化を解決する手段として、不妊治療の拡充が叫ばれている。しかし、女性の出産年齢を高年齢にシフトさせた社会のありようこそが少子化の原因であり、そこにメスを入れないかぎり、少子化問題の解消はない。

診療現場に深く接する立場の者としては、現在の体外受精が、導入時の「不妊治療」として行われるだけでなく、女性やカップルがライフスタイルに合わせて行う子づくりや、体外受精により可能となるオプションを目的として行われる「生殖医療」へと変質してきている、と感じる。

本書では、これらの現在行われ、そして近未来に行われるであろう「生殖医療」を紹介するとともに、付随して社会に発生する可能性のある歪みについての懸念を示す。技術の進歩によりもたらされる光の部分と影の部分を踏まえたうえで、われわれは、どのように判断し行動すべきかという正解を導き出すことは容易ではない。本書で提起される問題点のひとつひとつにできるだけ多くの人々が真剣に向き合い、解答を探していただきたいと思う。

久具宏司

近未来の〈子づくり〉を考える——不妊治療のゆくえ

目次

近未来の〈子づくり〉を考える——不妊治療のゆくえ

第1章　はじめに

体外受精が登場するまでの不妊治療は、子宮や卵管への手術、ホルモンによる排卵誘発、さらには人工授精までが行われるだけであった。しかし世界では一九七八年、日本では一九八三年に初めて体外受精が成功すると、女性の体から卵子を体外に取り出すことによって可能となるさまざまな技術が行われるようになった。単に不妊に悩む夫婦に対して体外受精によって妊娠に導くということだけでなく、卵子提供、卵子凍結保存、代理出産などを通じて、従来の不妊治療の延長を超えた生殖行動が可能となっている。これらの生殖補助技術が身近になった現在、生殖をめぐる個人の意識は、子どもを授かることを待ち望むという受け身の姿勢から大きく変わり、どのように子どもをつくるか、という能動的な作業となりつつある。さらに着床前診断がアクセス可能なものになると、いかに自分（たち）の好む子どもをつくりあげるか、という行動へと進んでいく。

一方、現在の日本が抱える大きな社会問題は少子化と高齢化社会の到来であり、これは先進国に共通する課題となっている。この問題は詳細に観察すると、単に女性が子どもをもつ数が少なくなっているということではなく、女性が妊娠・出産する年齢が高年齢に移動しつつあること、その背景として、女性の社会進出が関係していると考えられる。一億総活躍が期待される現代社会において、女性のさらなる活躍をサポートするさまざまな体制の拡充が望まれている。このような環境で必然的に晩婚・晩産化傾向が強まる中、生殖技術がどのように活用され、社会の期待に沿う結果につながるか否か、興味深いところである。

本書では、そう遠くない未来の女性がどのような方法で子をもつようになるか、まずはA子、B子、C子という三つのシミュレーションを挙げて、それぞれの問題点を探る。また、現在導入されている生殖技術、近未来に導入されるであろう生殖技術についてその詳細を解説し、これらの技術が一般化することによる子づくりの変容が社会や国の在り方にどのような変革をもたらすのか予測する。

本文に入る前に、本文の中で用いられる用語について、簡単にその定義や意味について記しておく。

卵巣・卵子：女性がもつ生殖のための臓器が卵巣である。卵巣は女性ホルモンを分泌するほか、卵子を蓄えている。卵子は、その女性が生まれる前の胎児の時にすでに作られており、その後新たに作られることはない。

卵胞・排卵：卵巣の中にある、卵子を一個ずつ含む袋状の構造が卵胞である。生まれる前の胎児期の女性の卵巣には、原始卵胞と呼ばれる微細な卵胞が約六百〜七百万存在するが、細胞死による閉鎖を続け、思春期には約四十万となる。月経周期が始まると、原始卵胞のうちの数個が発育して大きくなり、胞状卵胞となる。そのうちの通常一個が破裂して卵子が外に飛び出し、排卵する。卵胞の壁を形作る細胞が女性ホルモンを作り分泌している。

精巣・精子：男性がもつ生殖のための臓器が精巣である。精巣は男性ホルモンを分泌するほか、精子を作っている。卵子と異なり、精子は、絶えず新たに作られている。

性腺・配偶子：性腺は生殖のための臓器の男女を通じた総称であり、女性では卵巣、男性では精巣を指す。性腺はホルモンを分泌するほか、生殖のための細胞（配偶子）を作り、蓄えている。配偶子は男女を通じた総称で、女性では卵子、男性では精子のことである。

受精卵：卵子と精子が結合して生じる生命の萌芽と呼ぶべき細胞。受精卵から細胞分裂が始まり、人への発生が進む。受精は、通常、女性の卵管内で起こる。

胚：受精卵から細胞分裂が起こり、ある程度発生が進んだ初期の個体。受精卵と胚の境界は厳密ではない。

胚盤胞：胚の発生が進み、子宮内膜への着床の直前の状態となっているもの。現在、体外で培養可能なのは、ほぼこの時期までである。

着床：胚が子宮内膜の一つの場所に生着すること。この時点で、妊娠が成立したことになる。以後、母体の子宮との間に胎盤ができ、母体との間に酸素をはじめさまざまな物質の行き来が始まる。

凍結保存：受精卵、胚、卵子、精子を特殊な保護液に浸したうえで、ストロー状のチューブに入れて、マイナス百九十六度という超低温の液体窒素に入れて凍結する。機能を保ったうえで半永久的に保存できる。

人工授精：膣から細いチューブを使って子宮内に精液を送り込む操作。子宮内で自然に妊娠が成立するのを期待する。夫またはパートナーの精液を用いるものを夫婦間人工授精(artificial insemination with husband's semen: AIH)、第三者男性から提供された精液を用いるものを精子提供人工授精(artificial insemination with donor's semen: AID)という。

人工授精はＩＵＩ(intrauterine insemination)と呼ばれることもあるが、ＩＵＩは精子注入が子宮内であることが強調された語である。この語では、夫またはパートナーの精子を用いるか提供精子を用いるかは示されていないが、実際にはＡＩＨのことを指す。膣内への精子注入であるＩＶＩ(intravaginal insemination)は医師でなくても行うことが可能である。ＩＶＩは医療現場で人工授精と呼ばれることはないが、人工授精としてのある程度の効果を見込むことはできる。

採卵：体外受精において卵子を体外に取り出す操作。通常、膣内に超音波診断装置を入れ、超音波画面上で卵巣を見ながら、装置に付属した穿刺針を膣の壁に刺して、卵巣の中の卵胞を刺し、中の卵胞液を吸引する。得られた卵胞液の中に卵子が存在する。腹壁から内視鏡を入れる腹腔鏡を用いて行うこともできる。

体外受精：ＩＶＦ(in vitro fertilization)。卵巣から採卵の操作を経て取り出した卵子を体外の培養液内で精子と混合し、受精させる方法。受精は、精子の自律的な動作によって起こる（図1）。

顕微授精：ＩＣＳＩ（intracytoplasmic sperm injection）。卵巣から採卵の操作を経て取り出した卵子の細胞内に、細いガラス管を使って一個の精子を直接注入する方法。精子の自律的な運動が期待できない場合に採られる手技。

胚移植：ＥＴ（embryo transfer）。体外で培養した胚を、子宮内にチューブを使って注入すること。注入された胚が着床することを目指す。体外受精開発初期には、培養二～三日で胚移植していたが、現在は、五日目の胚盤胞期での胚移植が可能（図1）。

卵子提供：妊娠したい女性が、他の女性から卵子の提供を受けて妊娠すること。卵子を提供する女性から、採卵の操作により卵子を取り出し、妊娠したい女性の夫またはパートナー男性の精子と体外受精し、生じた胚を妊娠したい女性に胚移植する（図1）。

精子提供：妊娠したい女性が、夫またはパートナー以外の男性から精子の提供を受けて妊娠すること。提供された精子を用いて人工授精する方法と、体外受精する方法がある。人工

図1　体外受精

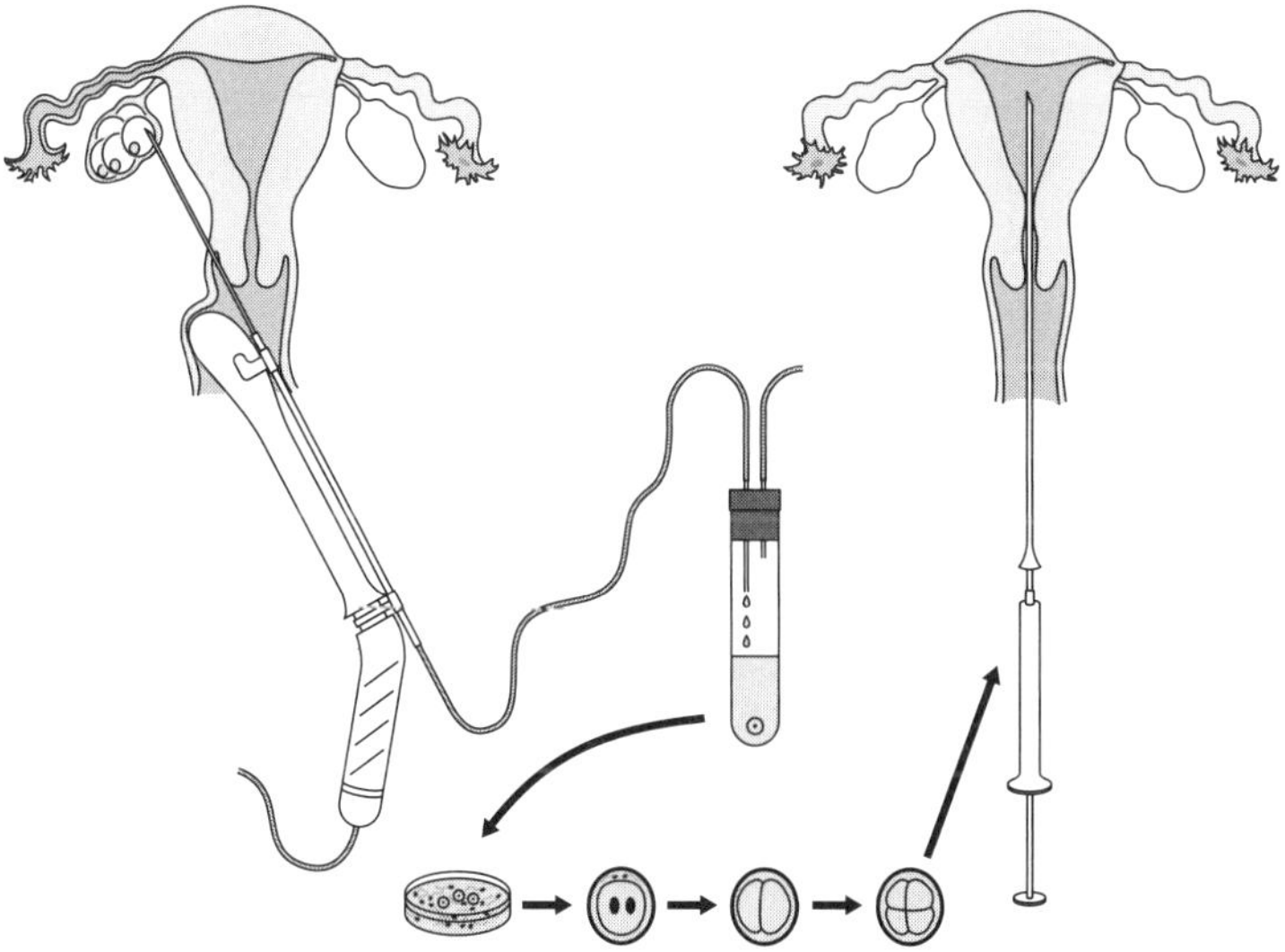

卵子を取り出し（採卵)、体外で受精させた後で子宮内に注入する（胚移植）までの一連の行為を体外受精という。体外で受精させるまでを体外受精と呼び、胚移植を含めた行為を体外受精・胚移植と呼ぶこともある。体外での受精を顕微授精によって行った場合を「顕微授精」と呼んで、「体外受精」に含めないこともある。体外受精により、採卵と胚移植にそれぞれ別の２人の女性が登場することが可能となった（第５章、第７章参照)。採卵から胚移植までの間、胚（受精卵）や、受精する前の卵子を体外で凍結しておいて、後から胚移植することも可能となり（第４章参照)、受精した胚（受精卵）の一部の細胞を取り出して、胚移植の前に胚の異常の有無を診断することも可能である（第10章参照)。

授精による精子提供はＡＩＤ（artificial insemination with donor's semen）と呼ばれ、日本でも一九四九年から行われている。

代理懐胎《かいたい》：子どもを欲しい女性が、他の女性に妊娠・出産を依頼し、生まれた子どもを引き取ることにより子どもを得る手段。子どもを欲していて養育する予定の女性から採卵し、その卵子を使用するのが一般的であるが、代理で妊娠する女性の卵子を使用したり、他の第三者から卵子の提供を受けるものも含まれる。代理で妊娠する女性の卵子を使用する場合は、人工授精による方法も可能である。このような妊娠・出産全体を代理懐胎と言うが、出産することだけを指して代理出産と呼ぶこともある（表1）。

月経周期：性成熟期にある女性では、卵巣から分泌される二種類の女性ホルモンの作用によって子宮内膜が周期的に増殖しては剝がれ落ちることを繰り返す。剝がれ落ちた子宮内膜が血液とともに子宮内から膣を通って体外に流れ出る現象が月経である。月経が開始した日から次の月経開始の前日までの日数が月経周期である。月経周期が二十五〜三十八日のものが正常周期と定義されるが、月経周期が正常であっても排卵のない例もあり、逆に月経周期が正常でなくても排卵している例もある。一回の月経周期中に卵巣の中では、卵胞が発育して排卵に向かい、排卵後には黄体ができて妊娠維持の役割を担う。体外受精では、排卵の直前の時期に採卵を行い、黄体の時期に胚移植を行う。一回の月経周期が一回の体外受精実施に相当するので、体外受精の治療（回数）を「治療周期（数）」と呼ぶことが多い。

妊孕能《にんようのう》：妊孕能とは、妊娠する能力のことである。類似の用語に卵巣予備能があるが、卵巣予備能が、卵巣の中の卵胞の数を反映する語であり、すなわち卵子の数を表わすのに対し、妊孕能は、卵子の質も加味した総合的な妊娠しやすさを指す。卵巣予備能がさまざまな検査により数値化が試みられるのに対し、妊孕能は現在数値化が困難である。加齢により卵子の数は減り、卵子の質は劣化するので、妊孕能のほうが加齢による影響をより的確に示す語と言える。

適応：診療行為の有用性を元に、その行為を対象となる疾患や症状に対して行うことが的確であることを示す医療上の用語である。ある疾患や症状に対して、検査や治療という診療行為を行う際に、科学的な客観性のある相応の理由が存するときに、この疾患や症状はその診療行為の適応、または適応疾患や適応症状となる。「適応」の英語は indication である。医療以外の一般の場で用いられる「適応」（adaptation, adjustment）とは、意味も用法も異なる。

表1　さまざまな態様の生殖医療

精子	卵子	子宮	人工授精		体外受精	
			名称	日本で可能か	名称	日本で可能か
夫	妻	妻	AIH	○	IVF・ICSI	○
提供者	妻	妻	AID	○	IVF・ICSI	×（規定なし）
夫	提供者	妻	―		卵子提供	×（規定なし）
提供者	提供者	妻	―		胚提供	×
夫	妻	第三者	―		代理懐胎	×
提供者	妻	第三者	―		代理懐胎	×
夫	提供者	第三者	―		代理懐胎	×
提供者	提供者	第三者	―		代理懐胎	×
夫	同一の第三者		代理懐胎[A]	×	代理懐胎[B]	×
提供者	同一の第三者		代理懐胎[A]	×	―	

精子、卵子、子宮について、どの人物のものを使用するかにより分類した。Aの代理懐胎は人工授精で行うもので、体外受精以前から可能であった。代理出産する女性はサロゲートマザーと呼ばれた。Bの代理懐胎は体外受精によるが、代理出産する女性はサロゲートマザーである。A,B以外の代理懐胎で代理出産する女性は、ホストマザーと呼ばれる。

AIH：夫婦間人工授精、AID：精子提供人工授精、IVF：体外受精、ICSI：顕微授精。

第2章　近未来の子づくりシミュレーション

A子の子づくりは卵子凍結保存

A子は、学生の頃から生殖医学に興味をもち、さまざまな技術に関する知識を蓄えていた。卒業後大手企業総合職に就職した後は、与えられた仕事をバリバリこなし、仕事が面白くてたまらない。会社の仕事に一通りなじんできた二十歳代の半ば、学生の頃に得た知識の一つの未受精卵子の凍結保存を行うことを考えるようになった。まだ結婚する状況にはないので、凍結保存の対象として胚ではなく未受精卵子を考えた。会社には、卵子や胚を凍結保存する女性に対して、費用のほぼ全額を補助する制度があることも、彼女の背中を押した。たとえ会社に費用補助制度がなかったとしても、彼女は、将来の子づくりへの保険として自費で行ったであろう。

ある生殖医療クリニックで十個の卵子を採卵し、凍結保存を依頼した。十個では心配なので、再度採卵を行い、さらに十個の卵子を得、合計二十個の卵子を凍結した。その後順調にキャリアを伸ばし、管理職となった彼女は結婚もし、高収入を得てゆとりある生活を送るようになっていた。周囲の親族や友人が、善意からA子に早めの子づくりを勧めることもあったが、A子には凍結保存されている二十個の卵子があることから、何ら心配することもなく仕事に打ち込むことができた。

五十歳になる頃に凍結保存しておいた未受精卵子のうちのいくつかを夫の精子と受精させ、そのうちの一個の受精卵を胚移植して妊娠が成立、出産に至った。妊娠中は、きわめて高年齢の妊娠であることから周産期専門病院に通院していた。妊娠中期には妊娠高血圧症候群となり、長期の入院を経た後に早い時期での帝王切開を受けて早産となった。現在は、ベビーシッターを雇い、夫とともに子どもを育てているが、育児は肉体的にも精神的にも意外にストレスがあり、当初考えていた第二子の妊娠は諦めた。今育てている子が成人する頃には、自分たち親が七十歳近くになっていることを思い、夫婦ともに健康維持にとくに注意を払っている。

A子のさまざまな選択肢

A子は胚移植を行う前に結婚していたが、仮に未婚であり、また、結婚に相当するパートナーもいなかったとしたら、どうしたであろうか。そのような場合でも、彼女は、自分の卵子による子作りが若い頃からの目標であったことから、精子バンクから精子の提供を受け、同じように妊娠出産したであろう。

A子は元々子どもを複数欲しいと願っていたので、胚移植して妊娠する時に同時に二個以上の胚移植をして双子の子どもを得ることを考えていた。日本産科婦人科学会（日産婦）の見解によると移植する胚の数は原則として一個だが、高年齢の女性に対しては二個の胚移植が許容されることを知っていたから、担当医に、双子が欲しいので二個移植するようにと依頼した。しかし担当医は双子の妊娠にともなう妊娠中のリスクの上昇を考慮して、原則に従って一個の胚移植としたのである。A子が胚移植を受ける時点では、日産婦の見解に謳われている二個胚移植の許容条件の年齢を満たしているのだから、二個の胚移植を行うことは可能であったはずである。この点について、胚移植実施時における担当医に対してA子は不満を持っている。ただ、凍結保存開始時から胚移植実施時までに二十年以上が経過し、その間にクリニックの運営母体や担当医も変わっている中、A子の卵子が無事に保管され、胚移植を行うことができたことに対しては、感謝の念も抱いている。

ただひとつ彼女が後悔していることは、自分で妊娠するのでなく、代理出産を依頼すればよかったかもしれない、ということであった。そうすれば、若い女性が代理母になるので多少の妊娠リスクの上昇はあるにしても双子を作ることができたかもしれない。代理母への報酬は高額となるが、彼女にとってたいした負担ではないし、双子の妊娠にともなうリスクに対する追加報酬の支払いも十分に可能であっただろう。

代理懐胎の要件がその時の法でどのように定められているか不確定だが、先天的または手術による摘出で子宮の無い状態、すなわち絶対的適応のみが要件になっていたとしたら、彼女の場合は対象とはならない（第7章参照）。しかし彼女には思い当たることがある。三十代の頃に、過多月経に悩まされ、ある時、子宮筋腫と診断された。手術の必要はないと判断されたが、その時に強く主張して子宮摘出を受けていれば、代理懐胎の対象者になりえたのではないか。またもし、絶対的適応だけでなく、子宮があり妊娠する可能性はあるが妊娠が母児に深刻な影響を与える可能性のある場合、すなわち相対的適応の女性も代理懐胎の対象者と定められていたならば、彼女の場合、三十歳代の頃よりも一段と大きくなっていた子宮筋腫のせいで妊娠すると危険と判断されたかもしれない。子宮筋腫などなくても、そもそも五十歳前後での妊娠が高リスクであることから、その観点からの代理懐胎が認められたかもしれない。いずれにしろ、A子は、高い報酬を支払ってでも代理出産を依頼しておけば、自分自身の身をリスクにさらすことなく、また、仕事に大きなブランクを生じさせることもなかったのではないか、と考えている。

A子のケースでは、卵子凍結保存を開始した時期と解凍して胚移植した時期に二十年以上の時間差があるわけだが、このような長期間、凍結保存を請け負ったクリニックが施設を維持できていることが現実に可能かどうかは疑問が残る点である。たとえ施設としてのクリニックが存続していたとしても、運営している医師は代替わりしている可能性があるし、施設が閉院消滅し、保管物は他の施設に移管されているかもしれない。そのようなときに、さまざまな行き違いや事故が起こる可能性も考えておく必要はある。

B子の子づくりは卵子提供

B子も、A子同様、大手企業の総合職として生き生きと仕事をこなしていた。順調に会社における地位を上げ、管理職に就き、会社も彼女を高く評価している。結婚もして私生活をふり返る余裕もでき、子作りを考えるようになった。年齢は、四十歳を過ぎていた。数年前に結婚したが、結婚後も妊娠を控えるために避妊をしていたので、避妊をやめれば妊娠できるものと考え、いわゆる不妊治療を行うつもりはなかった。それでもアドバイスを得るために産婦人科を受診したところ、四十歳を過ぎての自然の妊娠は容易でないことを知らされ、不妊クリニックで治療を開始することにした。日本でもアメリカと同様に、四十歳を過ぎての不妊治療には、卵子バンクに凍結保存されている提供卵子を用いることが多くなっているとして、提供卵子の使用を提案された。B子は、知らない他人の卵子による胎児を自分の子宮で妊娠することに抵抗を感じつつも、夫の精子を使用することに納得し、卵子提供妊娠を了解、幸運にも一度の胚移植で妊娠が成立した。軽度の妊娠高血圧症候群に対するケアを必要としたが、無事に正常出産となり、待望の新生児を手にした。夫との共同作業での育児はそれまでの仕事一筋の生活よりもさらに充実していた。

子どもは一人だけ、というつもりでいたが、ある時思いがけず妊娠した。四十三歳になっていたが、自然の妊娠である。自分の卵子により妊娠が成立したことに対して、驚きとともに、こみ上げてくる喜びを感じた。

Ｂ子のジレンマ

Ｂ子は、子作りを考え始めた時に自然の妊娠が難しいと聞き、卵子凍結保存をしてこなかったことを後悔した。卵子凍結保存を知らなかったわけではなく、周囲に卵子凍結保存を行う友人がいたことも事実である。それでも卵子凍結保存を選ばなかったのは、そこまで子作りを遅らせるつもりではなく、四十歳頃に計画的に子作りするつもりでいたからだ。Ｂ子は思う。計画上の子作りの時期など不確実なものだから、仕事に邁進することを決意した時点で、卵子凍結保存を行っておけばよかったと。

しかしこの考え方は、キャリア形成を進める女性に限らず、すべての女性に当てはまる。どの女性も、いつ何歳頃に人生の伴侶を見つけて結婚するかはわからないし、今パートナーのいる女性もその男性と人生をともにすることになるかはわからない。そのように考えると、どの女性も卵子凍結保存を考慮しうることになり、実行に移すかどうかは、その時の女性の年齢によることになる。

Ｂ子は、不妊クリニックで治療を開始した時に自然の妊娠成立が容易でないことを知ったものの、まずは自身の卵子を用いての治療を希望していた。しかし女性の年齢の上昇とともに妊娠率は低くなり、卵子の質の低下による流産の発生が増えることは事実である。そのことを知らされ、またその時代は、卵子提供が高年齢の女性への選択肢として標準手段となりつつあったことから、Ｂ子は受け入れたのであろう。不妊クリニック医師も、自身卵子による妊娠という低い可能性を追い求めて長期間苦悩する女性を見てきた経験からも、卵子提供の選択肢を提示したのであろう。不妊クリニックによっては、卵子提供妊娠の高い妊娠率により自分の施設の治療成績を上げたい、という動機もあるかもしれない。

B子のケースで最も憂慮されるのは、四十三歳で自然に妊娠が成立し、これから生まれてくるであろう、第二子の存在である。この第二子こそ、B子の遺伝子を受け継ぐ真のB子の子である。B子は第二子が生まれた後も、第一子に対してこれまでと同じような愛情を注ぐことができるであろうか。第二子と第一子で注ぐ愛情に差が出ないであろうか。この状況は、再婚した女性にとって、二番目の夫の連れ子と再婚前に自身で生んだ子どもとの関係に似ている。しかし順序が異なる。連れ子のケースでは、すでに自分の子がいてその後で再婚するのだから、女性にとっては予測可能である。そもそも女性の行動が招いたことである。しかし、B子の場合は、第一子出産によってようやく「自分の子」に恵まれたと思った後で、第二子として真の「自分の子」が現われるのである。特別養子で子を得た夫婦に、その後で自然の妊娠が成立するのと同様であるが、この場合の家族関係について考察した報告は、ない。

C子の子づくりは自然妊娠

C子は、卒業後に優良企業の総合職に就職し、順調に仕事をこなし、上司からも期待されている。計画的な人生設計を描いていて、二十歳代後半に結婚して三十歳までに子作りすることを考えている。その目的に沿うよう、会社の産前産後の休暇取得と育児休業制度を調べている。二十八歳になると、自分の月経周期を気に掛けるようになり、毎朝基礎体温を計測するようにした。その計画が実を結び、排卵の時期を自分で予測できるようになり、ほどなく自然に妊娠し、良好な経過で出産した。出産後の育児休業は約一年間取得し、産前産後の休暇と合わせて一年半の間、仕事から離れた。その後、元の職場に戻ることはできたが、上司からは、妊娠する希望があるのなら何故卵子凍結保存をしなかったのか、会社の補助制度を使えばよかったのに、と言われ、妊娠する前とはC子に対する態度が明らかに変わった。結局、C子は、この会社を辞めることになり、夢見ていたキャリア形成は諦めざるを得なかった。この後C子は転職し、現在四十歳代後半になり生き生きと生活している。子どもは二十歳となり成人したが、その子の下に二人の子どもがあり、三人の子どもの将来を楽しみにしている。

C子の勤めていた会社は、産前産後の休暇取得や育児休業をきちんと取得する制度を整えてはあったが、会社の真意は、出産育児とキャリア形成の両立を支援することではなく、キャリア形成を望む女性には、卵子を凍結保存しておいて仕事を中断することなく進めることを奨励していたことになる。

どの女性がもっとも成功したと言えるか？

A子、B子、C子、ともにキャリア形成を目指して就職し、仕事をこなすとともに子作りもそれぞれのタイミングでなし得たことになる。中でもA子は、職業の面で大成し、自分の遺伝子を引き継ぐ子どもをもつことができ、成功した人生を歩むことができたとみなせそうだ。また、A子の属している会社も、中断期間を作ることなく最大限にA子のキャリアを伸ばすことができたと考えている。会社としても効率的な人材育成ができたことになる。一方、B子とC子も仕事と子作りの両立をなし得てはいるが、どちらも満足できなかった点があるはずだ。B子については、第一子が卵子提供による妊娠であったこと、C子は希望どおり首尾よく子どもに恵まれたが、順調に仕事を進めていた会社に妊娠出産に伴う休業を受け入れてもらえなかったことにわだかまりを感じるかもしれない。

個々の女性個人の職業と家族形成の両立という点では、三人のうちでA子がもっとも意に沿う形の子づくりができたと言えるかもしれない。しかし、A子が行った計画的な子づくりにはさまざまな懸念される点も含まれている。B子の子づくりもB子本人が満足しえたものであるか、疑わしい。三人の女性の子づくりに含まれている、科学的また倫理的な問題点を順次詳細に見てみよう。

A子の子づくりにおける問題点

A子の子づくりにともなう最大の問題点は、凍結保存されている卵子のうち、使用されなかった卵子の処理である。体外受精で胚移植した後で、使用しなかった胚を余剰胚というが、未受精卵子の場合に使用しなかったものは余剰卵と呼べるであろう。日産婦の見解によれば、凍結保存されている卵子は、採卵を受けた女性に帰属するものとされている。したがって、余剰卵をどう使用するかはその女性の意思によることになる。また卵子は、その卵子の由来する女性が生殖年齢を過ぎた時点で廃棄されることが日産婦の見解に定められている。しかしながら、女性の生殖年齢が明確に定義されているわけでなく曖昧である以上、どの時点で廃棄されるべきかは明確でない。A子が余剰卵を廃棄する意思を示さないかぎり、医師の判断で余剰卵を廃棄するのは難しいであろう。A子の余剰卵はいつまでも保存されてしまう可能性もある。

もしもA子が余剰卵を卵子提供に供すべく卵子バンクに移管することを決めたとしたら、その卵子を使用する女性はA子以外ということになるので、A子が生殖年齢を過ぎているか否か、ということが意味を成さなくなる。卵子提供のために保存されることになると、A子が生殖年齢を過ぎていないかだけでなく、A子の生存すら保存卵子の使用時に確かめられることはなくなるかもしれない。これは、卵子提供だけでなく、精子提供にも共通する問題点であり、知らず知らずのうちに死後生殖を行うことになるのである。

また、A子が自分の余剰卵をそのままクリニックに保存しておいて、A子の子どもがもしも不妊であった時にその卵子を使用することを希望したとしたら、それは認められるであろうか。この事例は、夫が男性不妊である夫婦への精子提供人工授精（ＡＩＤ）において、夫の父親の精子を用いる例に似ている。このようなＡＩＤが容認されているのであれば、卵子においても同様の事例が容認されないはずはない。

A子の妊娠は、卵子凍結保存を開始してから二十五年後に胚移植して成立したものであった。卵子凍結保存を請け負った産婦人科クリニックが二十五年間存続していたのかどうか、この事例は架空の話であるが、現実には確実とは言い難い。現在日本には六百を超す体外受精を行う施設があるが、その多くは個人の医師が運営するクリニックである。日産婦はその見解の中で、その施設で体外受精を行えなくなった際の凍結物の移管などの処置を明確に定めるよう各施設に求めているが、実際の事案に際して胚や配偶子の凍結物が正しく扱われているか、不安は残る。また A子は、保存しておいた凍結卵子を用いた胚移植により比較的スムーズに妊娠が成立しているが、現実には必ずしも確実に妊娠するとは限らないことも忘れてはならない。

B子の子づくりは想定外の連続

B子は四十歳を迎え、それまで後回しにしていた妊娠へのトライアルを始める予定であった。しかし、訪れた不妊を専門とする産婦人科クリニックでの提案は、卵子提供という意外なものであった。不妊症の女性の診療を長年手がけてきたクリニックの医師は、できるだけ早く元気な子を産みたいというB子の願望に真摯に応えたものと思われる。確かに三十歳代後半から女性の妊孕能は加速度的に下降し、体外受精までを含めた通常の治療手段によって妊娠が成立する確度は低下する。B子の相談を受けた医師は、四十歳を過ぎた女性が体外受精を重ねてもなかなか妊娠に到達しないか、妊娠しても流産を繰り返す現実を多く知っていたであろう。着床前診断を行っても、高年齢の女性の卵子から得られた胚では、障害を有しない胚を見出すことも容易ではない。卵子提供がある程度定着している可能性のある近未来においては、四十歳を迎えた女性に対して卵子提供を選択肢の一つとして提示するのは、当たり前になっているかもしれない。

しかし、妊孕能の低下には個人差が大きく、すべての女性が年齢に応じて一様に妊娠しにくくなるわけではない。B子のケースでは、四十歳を迎えて妊娠を考えるようになるまでは避妊をしていた。つまり、不妊であるかどうかはわからない。不妊治療を受ける必要があったかどうかはわからない。まして卵子提供まで必要であったとは思われない。第二子を自然の妊娠で授かっていることからも明らかである。四十歳を過ぎた時点で、一刻も早く子どもが欲しいと考えて、より確実な手段を選んだことにB子は後悔しつつも、第一子と第二子を分け隔てなく育てていくことを決意することになる。

B子のケースで問題になるのは、いわゆる不妊治療が、できるだけ早く子どもを得ることが唯一の目標となり、個々の女性の置かれた状況や条件、とる手段の順序が顧みられない傾向がある、という点である。ここで、「いわゆる不妊治療」という言葉を使った理由は、このような治療手段が、今や不妊の女性に対してだけでなく、妊娠したいと望む女性に対して妊娠を成立させるための手段として行われているからである。近未来だけでなくすでに現在においても、このような治療手段は、「不妊治療」とは呼べなくなっている。「不妊」、「不妊症」という言葉が、ニュアンスや定義が曖昧なまま使用され、一般の国民や医師の間ですらも正しく理解されないままに、直ちに治療に結び付けられてしまうことが、さまざまなゆがみを生む遠因となっている。

C子の子づくりは本来の姿

C子のケースは雇用主である企業の姿勢が問われる問題である。希望した業種の仕事を一途に進めながら、自然の成り行きとして妊娠し出産する道を選んだC子が、積み上げてきた仕事を中途でやめざるを得なくなったことには同情を禁じえない。しかしながら、雇用主である会社の立場に立つと、会社の仕事は切れ目無く続けるほうが効率がよく、会社の利益追求のためには、社員の女性に対して、妊娠出産を後回しにすることを暗に望む姿勢をとることも理解できる。従来は、そのように仕事一途に切れ目無く続けるとなると、妊娠出産育児は大幅に遅れ、場合によってはB子のように提供卵子に頼らざるを得なくなり、女性としては、不本意な代償を払うことになっていたであろう。しかし、近未来だけでなく現在でも未受精卵子の凍結保存が可能なのであるから、女性は安心して自分の遺伝子を継ぐ卵子での妊娠を、キャリア達成の後に成就することができる。企業としては、女性に犠牲を強いることなく、会社の目標達成に女性を十分に活用できることになる。そのためにかかる費用を補助することなど、企業にとっては安い経費なのである。そればかりか、企業としては、女性の卵子凍結保存への補助制度があることを打ち出すことで、いわゆる女性に対して理解のある会社であることを世間に向けて宣伝することにもつながる。

このような制度を採用する企業は今後増えることが予想される。

しかし、そのような背景のために、二十歳代という卵子の齢の面で最適な時期に自然の経過で妊娠出産する女性の希望がかなえられなくなるというのは、考えさせられる。リプロダクティブオートノミー（reproductive autonomy）の考え方は、どの女性にあっても妊娠出産は自律性をもった自己決定によってなされるべき、とするものであるから、働く女性の場合にも、キャリア達成を目指しながら若い時期に妊娠出産するという自己決定は、代償を払うことなく尊重されなければならない。C子のように、キャリア達成の途上で妊娠出産育児を経験する女性と、そうでない女性との間に処遇の面で差のない対応をする企業に対しては、なんらかのインセンティブを付与するような制度が必要かもしれない。C子のような女性に企業が適切な対応を採ることができないのは、政治や行政の責任と言えるであろう。

人類が手に入れた生殖の手段

体外受精によって、人類が従来の生殖行動に加えて手に入れた生殖の手段は、次の三つに集約できる。子宮と卵子とが別の女性に由来することが可能になり、当事者以外の女性が生殖行動に加わることができるようになったこと、従来の精子に加えて卵子と胚も凍結することにより長期にあるいは半永久的に保存することが可能になったこと、そして、妊娠が成立する前に胚を診断して選択することが可能になったこと、この三つである。

このうち、他の女性の卵子に由来する胚を妊娠し出産することには、倫理的に議論があるだけでなく、妊娠する女性自身もある程度のためらいを感じるであろう。また、着床前診断やゲノム編集には、将来に向けて優生思想の入り込む余地があることが明確であるなど、倫理的な問題点が多い。しかし、卵子と胚の長期保存は、女性が自身の意思によって自身の卵子または胚を凍結して保存しておくのであるから、抵抗なく行うことができ、かつ倫理的なうしろめたさを感じることも少ないであろう。それどころか、女性の社会進出が目覚ましい現代においては、女性が自己卵子を凍結保存しておいて、自分の仕事が一段落してから結婚・妊娠に臨む、という考え方が広がる素地は十分にある。そのような一見合理的な考え方を、女性を取り巻く社会が進んで取り入れる可能性もある。女性の職場の企業や、女性が居住する自治体が、卵子凍結保存を行う女性に対して助成金を出すというような動きもある。

将来の妊娠・出産・育児は、結婚前の卵子凍結保存に始まり、それぞれの女性のライフスタイルに合わせて、子どもが欲しい時に、凍結卵子を解凍して子宮内に移植して妊娠するという、計画に基づいた行動になるかもしれない。結婚後の女性であれば、体外受精を行って生じた胚盤胞を用いて着床前診断を行い、異常のない胚を選んで保存しておくことも可能である。また、将来はゲノム編集によって胚の遺伝情報を書き換えて、そのカップルが望む子を選んでおくことも可能になるかもしれない。能力の高い子を望む、という優生思想が入り込みやすくなるであろう。「不妊治療」と呼ばれていた技術は、「生殖医療」と名を変えて呼ばれるようになっているが、今や不妊女性の治療のための技術に留まらず、子づくりの手段、さらに子づくりの主流となりつつある。将来は今以上に、子どもを欲しいと思った時に、好みの子を正確に「作る」ことができるようになる可能性がある。

三人の女性のシミュレーションのうち、A子は最も効果的に生殖医療を利用したと言えるであろう。B子も、わだかまりを持ちつつも、生殖医療を利用して子づくりを行ったことになる。C子は、生殖医療を利用することはなく、キャリアの達成も不本意であったかもしれない。しかし、二十歳代のうちに妊娠し子育てを始めるという最も自然な生殖行動をとることができた。親子の年齢差も自然に近いものであり、これはC子にとっては財産となるであろう。

本書は、この章に登場した三人の女性のシミュレーションの中に用いられたさまざまな生殖補助技術とそれらに関連するキーワードについて詳しく解説し、問題点を探ることを目的としている。次の第3章では、まず現在の日本において生殖補助技術がどのような体制の下に、いかに広く行われているか、概観する。

第3章　日本における生殖医療の現状

日本産科婦人科学会による年次統計

日本では、卵巣から卵子を採り出す採卵の処置をともない、体外受精により妊娠を目指す一連の技術を生殖補助技術（assisted reproductive technology: ART）と呼び、高度な技術を要する特定不妊治療と位置づけている。生殖補助技術は、日本産科婦人科学会（日産婦）の承認を受けた実施施設で行われ、その治療成績は全例日産婦に報告されている。[(1)] 日産婦は日本全国の生殖補助技術の動向を把握しており、年に一度、治療成績を公表している。一方、採卵の処置をともなわず、薬物投与や人工授精までの処置で行う不妊治療は一般不妊治療と呼ばれることもあり、日産婦への登録や報告は不要である。ただし、精子提供人工授精（ＡＩＤ）は採卵をともなわない技術であるが、日産婦への実施の登録と報告が必要である。

先ごろ公表された二〇一八年一年間の生殖補助技術の治療成績を示す。二〇一八年の治療成績がその二年後に公表されるのは、生殖補助技術により生まれた児の異常の有無までを確認した後に、統計を作成するからである。図2に日産婦に報告された一九九二年から二〇一八年までの全国の年間治療回数の推移を示す。体外受精が女性の月経周期（用語解説参照）に基づいて行われることから、医療の現場では治療回数を治療周期数と呼ぶことが多い。ここに示す治療回数は、それぞれ採卵した後に体外受精または顕微授精を行った回数であり、引き続いて胚移植に進んだ回数だけでなく、受精しなかったり良好胚にならなかったりなどの理由、または採卵を受けた女性側の理由で胚移植に至らなかった回数を含んでいる。また、採卵を行わずに過去の採卵で得られて凍結保存しておいた胚を融解して胚移植した回数も含んでいる。二〇一八年に全国で行われた生殖補助技術の回数は、これらの総計で四十五万四千八百九十三回である。これらの生殖補助技術によって出生した児の数の推移を図3に示す。二〇一八年に全国で行われた生殖補助技術により出生した児の数は、総計五万六千九百七十九人である。二〇一八年の全国の新生児の数は九十一万八千四百人であるので、十六・一人に一人が生殖補助技術で生まれた計算になる。

図4は、二〇一八年の生殖補助技術による妊娠率、生産率《しょうさんりつ》、流産率を年齢別に示すグラフである。妊娠率、生産率どちらも年齢とともに下降する。最も高い位置のカーブは、総胚移植実施数のうちで妊娠に至った数の比率であり、採卵をしたもののその後の月経周期も含めて胚移植に至らなかったものは分母に含まれない。胚移植に至らなかった治療回数を分母に含めたすべての治療回数に対する妊娠率が、妊娠率（妊娠数／総治療回数）である。流産は通常の妊娠でも年齢とともに増加するが、生殖補助技術においても同様である。このグラフでは、生殖補助技術により成立した全妊娠数を分母として、流産率を右側の目盛で示してある。成立した妊娠数から流産

図2　日本の生殖補助技術による治療回数の年次推移

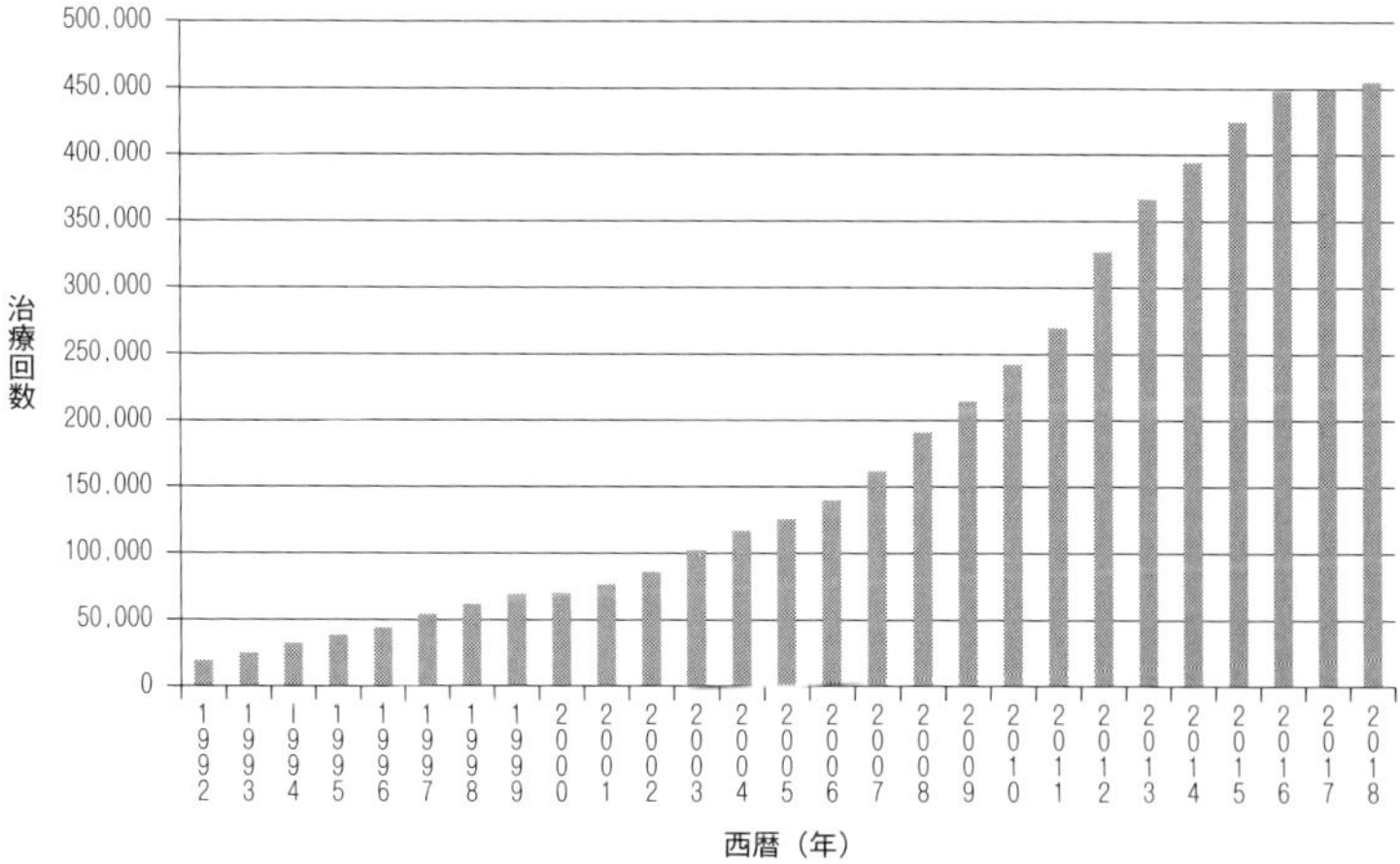

採卵を行い引き続いて体外受精または顕微授精を行った回数と、すでに凍結保存してある胚（受精卵）を胚移植した回数の総和である。同一の女性に1年間に複数回行われることもある。「回数」でなく「周期数」と呼ばれることもあるが、ここで言う「周期」とは月経周期のことであり、体外受精における採卵や胚移植が月経周期の特定の時期に限定して行われるため、治療周期数と治療回数は同義である。

日本産科婦人科学会 HP、登録・調査小委員会 ART オンライン登録内、ART データブックより一部改変、URL: http://plaza.umin.ac.jp/~jsog-art/

図3　日本の生殖補助技術による出生児数の年次推移

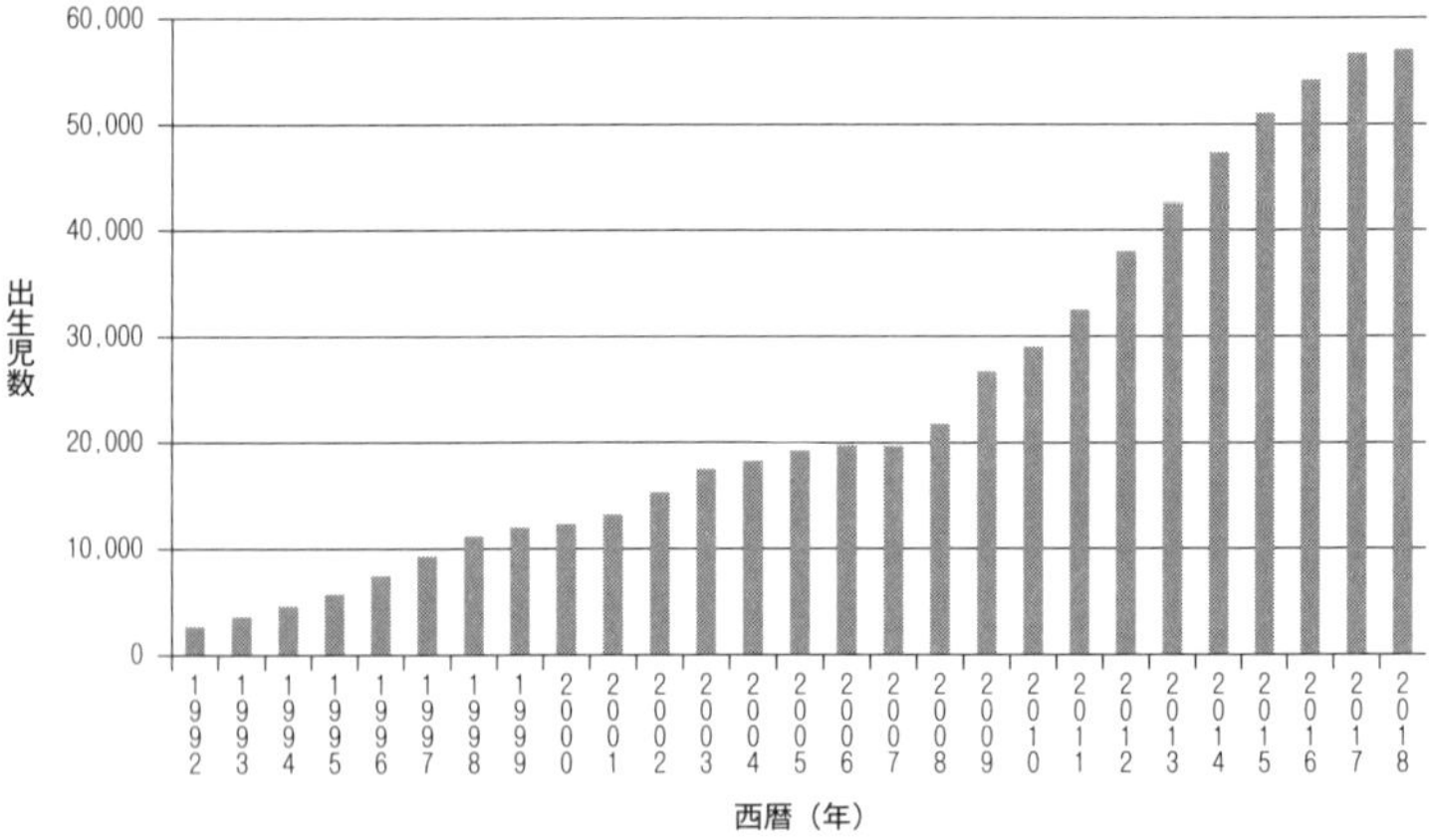

体外受精、顕微授精、凍結保存胚による治療により出生した児の数の年次推移である。出生した児の出生年月日にかかわらず、その妊娠に至る生殖補助技術が行われた年の数値に含まれる。

日本産科婦人科学会 HP、登録・調査小委員会 ART オンライン登録内、ART データブックより一部改変、URL: http://plaza.umin.ac.jp/~jsog-art/

図４　日本の生殖補助技術による年齢別妊娠率・生産率・流産率(2018 年)

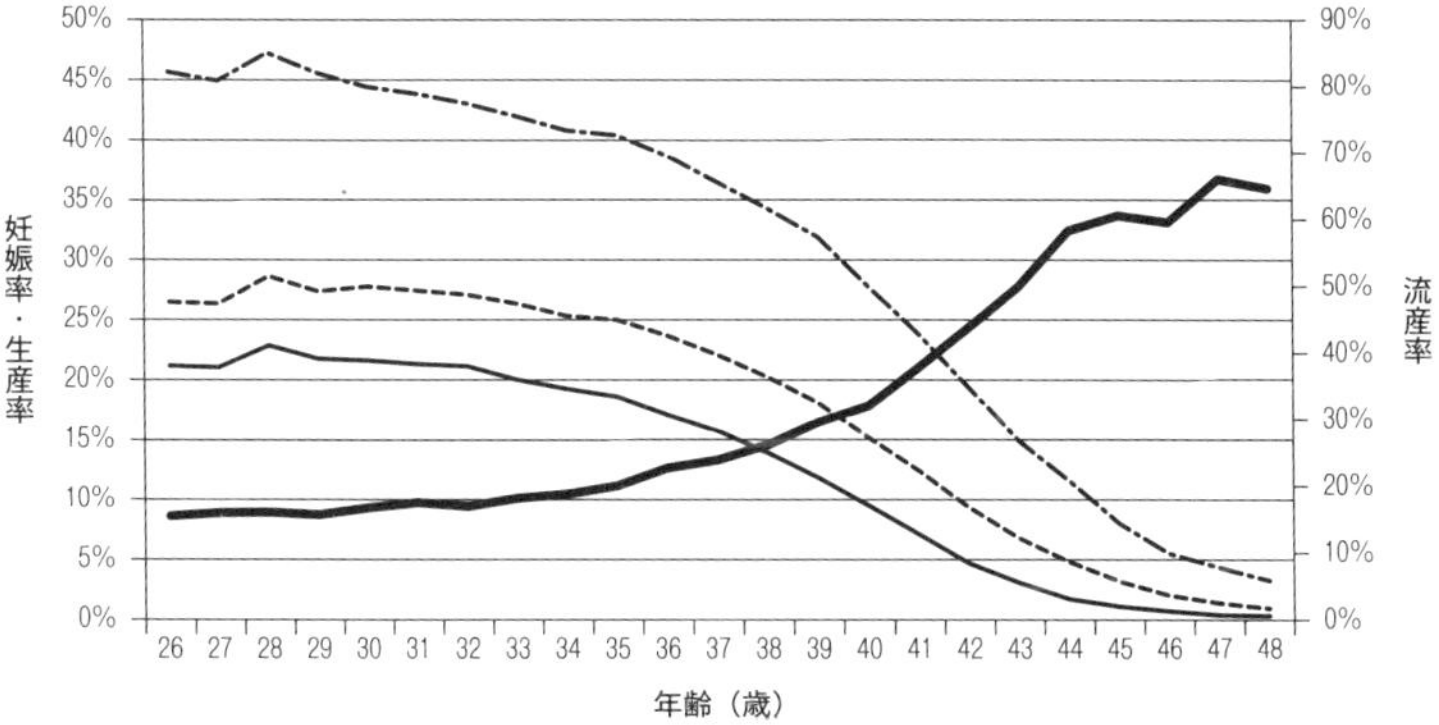

-－--：妊娠率（妊娠数〔流産を含む〕／総胚移植実施数〔胚移植まで達したもののみ〕）

-----：妊娠率（妊娠数〔流産を含む〕／総治療回数〔胚移植まで達しなかったものを含む〕）

――：生産率（生産数／総治療回数〔胚移植まで達しなかったものを含む〕）

━━：流産率（流産数／妊娠数〔流産を含む〕）

2018 年１年間に行われた体外受精、顕微授精、凍結保存胚による治療の治療成績を示す。生産とは、児が流産や死産とならずに生まれることである。妊娠率、生産率は、左の目盛；流産率は、右の目盛に示す。

日本産科婦人科学会 HP、登録・調査小委員会 ART オンライン登録内、ART データブックより一部改変、URL: http://plaza.umin.ac.jp/~jsog-art/

数を引いたものがほぼ生産になるものとみて大きな齟齬はないが、その生産数の総治療回数に占める比率を生産率（生産数／総治療回数）として表示してある。全年齢を通じての総胚移植あたりの妊娠率は三十一・九パーセントであるが、総治療回数あたりの妊娠率は十七・六パーセント、流産の影響を差し引いた総治療回数あたりの実際に子どもを得る生産率は十二・二パーセントである。

現在の日本で可能なことと不可能なこと

第2章に紹介した近未来の三人の女性のシミュレーションの中には、さまざまな技術が登場した。これらの技術の中には、現在の日本ではいまだ広く行われてはいないものや、禁止されているものも含まれている。これらのさまざまな技術のうち、現在の日本でどの技術ができてどの技術ができないのか、またどのような施設で、どのような体制で行われているのか、通覧しておこう。

現在、全国には六百を超す生殖補助技術の実施施設があり、施設の規模は公立や私立の総合病院から私設のクリニックまでさまざまである。日産婦は、学会の見解という規定を示し、これらの生殖補助技術実施施設に対し、日本における生殖補助技術実施にあたっての留意事項や禁止項目などを提示している。

A子が行った卵子凍結保存は、現在でも日本では禁止されておらず、希望すれば受けられる施設が多いと思われる。しかし、日産婦はこの技術の実施を、悪性腫瘍の治療などのために卵巣機能が廃絶する可能性がある場合に限って実施要領を見解により定めており、A子のような個人の都合による実施を推奨してはいない。また、A子は出産に際して代理懐胎も選択肢として考えた。代理懐胎は、現在日本では日産婦の見解によって禁止されている。しかし海外では、代理懐胎がビジネスとして定着している国もある。

B子が受けた卵子提供は、現在日本では容認されてはいないが禁止されているわけでもない。一部のNPO団体が卵子提供の斡旋支援を行う組織を作っているが、日産婦は、法整備が整うまでは実施を控えておくよう、各施設に求めてきた。二〇二〇年十二月四日、女性が自分以外の卵子により妊娠し出産した場合に、卵子の提供者ではなく、出産した女性を母と定める民法の特例法が成立した。今後、卵子提供についてのルール作りが進む可能性がある。精子提供については、日本でも一九四九年から人工授精によるAIDのみが続けられており、日産婦は追認する形で、一九九七年に見解を定めた。しかし、精子提供のうち容認されているのはAIDのみであり、精子提供による体外受精は、卵子提供と同様に、現在のところ認められていない。

A子の願望の中には、体外受精胚移植に際して、胚を二個移植して双子の子どもをつくりたいというものもあった。双子以上を妊娠するいわゆる多胎妊娠は、単胎に比して生まれた赤ちゃんの予後が芳しくないこともあるため、できるだけ避けたいものである。そこで、日産婦は、二〇〇八年に多胎妊娠防止に関する見解を作成し、移植する胚の数を原則として一個とした。ただし、妊娠成立の確率を上げることを考慮して、三十五歳以上の女性、および二回以上続けて妊娠不成立であった女性などについて、二個の胚移植を認めている。

このシミュレーションには登場しなかったが、受精後の胚の一部の細胞を取り出してその染色体や遺伝子を診断し、正常な胚のみを胚移植する着床前診断については、一九九八年以降日産婦は、重篤な遺伝病の家系についてのみ、厳しい審査の下に行うこととしていたが、最近、遺伝病の家系以外であっても、本人が希望すればいわゆる着床前スクリーニングを行ってよい、と舵を切りつつある（第10章参照）。高年齢での出産が増加する中、今後は着床前診断が標準治療と認識されていく可能性がある。

第４章　凍結保存を経て行う生殖

胚の凍結保存

胚の凍結は、動物に対しては古くから応用されていたが、ヒトへの応用は一九八三年が最初である。この時期の凍結技術は緩慢凍結法であったが、細胞内外の氷晶形成が技術上の問題点となっていた。後にガラス化（vitrification）法が開発されたことにより、この問題が解決し、また手技的にも簡便で臨床応用に適していることから、広く普及することとなった。

体外受精の採卵においては、できるだけ多くの卵子を採取し、受精させて多くの胚を得ることが目標とされる。以前は、妊娠成立をより確実にするために多くの胚を子宮内に移植することが必要とされ、また良好な胚が多数得られた場合には、それらを破棄することがためらわれることから、多くの良好胚を子宮内に移植することが行われがちであった。そのために双子や三つ子、あるいはそれ以上のいわゆる多胎の妊娠が増え、結局は流産や早産、未熟児の増加など周産期予後の不良につながることが問題視されていた。

胚を凍結保存した後に子宮に移植する方法が可能になったことにより、多数得られた良好胚のうち一個だけを胚移植し、移植しない胚を凍結保存しておいて後の月経周期で移植することが一般化した。その結果、多胎の妊娠が減り、周産期予後の改善が得られている。日本産科婦人科学会（日産婦）はこの流れを受けて、二〇〇八年に見解を改定し、胚移植の際の胚の個数を、それまでの三個以内から、原則として一個とすることにした。次頁の図5は統計開始から二〇一七年までの体外受精により成立した妊娠のうちの多胎妊娠が占める率の推移を示している。二〇〇八年に、多胎率が急激に低下し、以後低率が持続していることがわかる。

胚の凍結保存が標準的手法となったことは、母体にとっても安全性の向上につながっている。採卵の準備として行う性腺刺激ホルモン（ゴナドトロピン）などを用いた卵巣に対する刺激が過度となった際に、胚移植を行うためにヒト絨毛性ゴナドトロピンを投与すると、卵巣への刺激はさらに過剰となり、卵巣過剰刺激症候群を呈する可能性が高まる。この時に、妊娠が成立すると、卵巣過剰刺激症候群はさらに重症化し、せっかく妊娠が成立したのに母体の生命に危険が及ぶこともある。このような場合に、全ての胚を凍結保存して胚移植を見送り、後の月経周期に行うこととすることにより卵巣過剰刺激症候群を防止できる。また、後の凍結保存した胚を使用する月経周期では卵巣刺激をする必要のないことも母体の安全につながる。二〇〇八年の日産婦の見解改定は、単一胚移植の推奨とともに、体外受精実施施設が凍結保存設備を備えることを義務化している。

図５　日本の生殖補助技術による妊娠での多胎発生率の年次推移

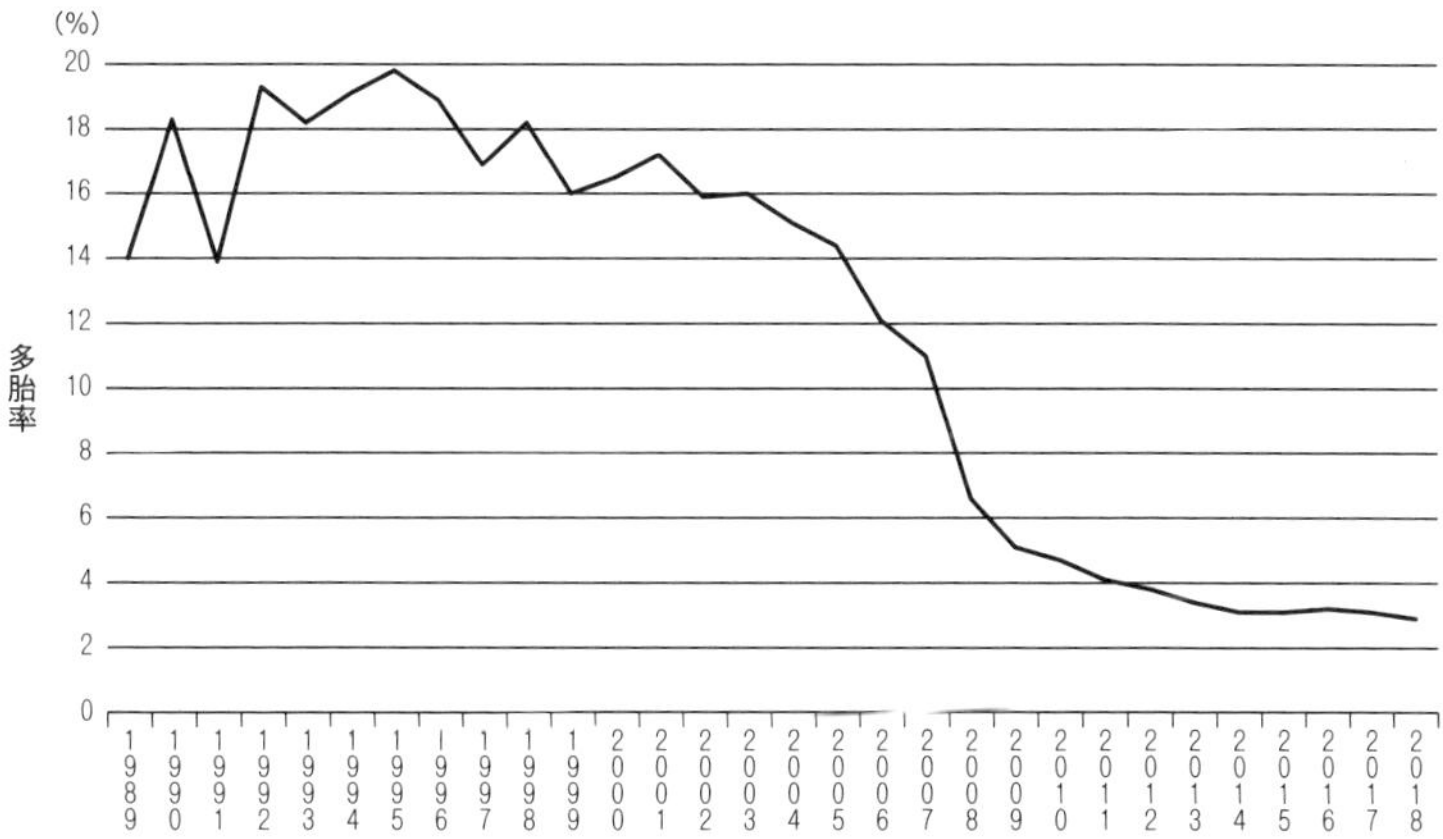

体外受精、顕微授精、凍結保存胚による治療により成立した妊娠のうちの多胎となったものの比率（多胎率）の年次推移を示す。多胎とは、双子や三つ子など、２人以上の胎児を同時に妊娠している状態である。

日本産科婦人科学会ホームページ URL: http://plaza.umin.ac.jp/~jsog-art/ を元に作成

未受精卵子の凍結

受精後の卵子、すなわち胚の凍結保存技術は比較的早期に定着し普及したものの、受精前の未受精卵子の凍結保存には困難がともない、臨床応用は遅れた。その理由として、凍結保護液の影響を受けやすいことが挙げられていた。受精卵が分割の進んだ複数の細胞からなるのに対して、未受精卵が一個の細胞であることに起因するとされている。

しかしながら近年の技術の進歩により、未受精卵子の凍結も臨床応用が可能となり、二〇二〇年現在、未受精卵子の凍結保存を行う医療施設は少なくない。日産婦でも、二〇一四年、「医学的適応による未受精卵子および卵巣組織の採取・凍結・保存に関する見解」をまとめ、施行した。その中では、悪性腫瘍などに罹患した女性が、罹患している疾患の治療の目的として手術療法、化学療法、放射線療法などを行う結果、妊孕能が失われると予測される場合に、その女性の意思に基づき、妊孕能を保存する目的で未受精卵子を凍結保存することを認めるとし、日産婦は実施医療施設の認定・登録を始めた。この見解では、女性が罹患している悪性腫瘍などの疾患の治療計画や予後に対して、未受精卵子採取という過程が悪影響を及ぼさないかなどについて、異なる科の医師同士が十分に情報交換をして行う必要性が強調されている。胚や卵子を凍結保存する際には排卵に近い状態の成熟卵子を採取（採卵）する必要があり、そのうえ多くの卵子が採取されるのが望ましいため、多くの場合、ホルモン剤による卵巣刺激を行う。この卵巣を刺激するステップが、悪性腫瘍などの原疾患の治療を遅らせてしまう結果となったり、使用するホルモン剤が原疾患を悪化させたりする可能性があるからである。

凍結保存の技術は、小児期の悪性腫瘍患者の妊孕能保存の手段としても期待されている。白血病などの治療で用いるアルキル化剤のような卵巣毒性のある化学療法や放射線療法を受けた例では、卵巣容積の縮小と胞状卵胞数の減少が著しい。日産婦は見解の中で未成年の女性からの未受精卵子の採取について、保護者などの代理人の承諾を得て行うことを明記しているが、この見解は卵子採取可能な思春期後の女性を想定しており、小児に対する未受精卵子の採取は技術的に容易ではない。このような小児に対する妊孕能保存の手段として、卵子ではなく、卵巣組織の一部を採取して凍結保存する技術も開発されているが、二〇二〇年現在、確立された技術とは言い難い。また、成人女性で悪性腫瘍の治療を緊急に行わなければならず、卵巣刺激により卵子を成熟させてから採取する時間的猶予のない場合にも、卵巣組織の凍結保存が考慮される余地がある。

近年では、妊娠・分娩の時期を女性のライフスタイルに合わせて行う目的での未受精卵子の凍結保存も行われている。若い頃に採取した卵子を使用して妊娠しても、妊娠・分娩にともなうリスクは妊娠時の年齢相応のものとなり、また、凍結保存した未受精卵子を用いての妊娠成立は確実なものではないことから、このような場合の未受精卵子凍結技術の利用は推奨できるものではない。

精子の凍結

精子凍結の歴史は古く、一九世紀には一旦凍結した精子が解凍後にも運動性が保たれることが観察されている。その後、畜産領域での応用が続いた後、ヒトにおける精子の凍結保存とその臨床応用が確立したのは、一九五三年頃とされている[(1)]。精子凍結保存の技術が確立されてからは、それ以前から新鮮精子を用いて行われていた人工授精に対し、凍結保存精子を用いる選択肢が可能となった。とくに夫以外の男性から精子の提供を受けて行われる精子提供人工授精（ＡＩＤ）への凍結精子の利用が多くなり、海外ではＡＩＤを目的とした凍結精子の精子バンクが設立されている。

日本では、ＡＩＤに用いる精子について日産婦が「凍結保存精子を用いる」との見解を提示し、ＡＩＤに用いる精子を凍結保存精子に限定している。新鮮精子に比して凍結保存精子での妊娠成立の可能性が低いにもかかわらず凍結保存精子に限定している理由を、日産婦は、ウイルスなど精液を介する「感染の危険性を考慮し」、と説明している。肝炎やエイズなどのウイルスの感染の有無は血液検査により診断できるが、その男性にウイルス感染が起こってから血液検査結果が陽性を示すには一定の期間が必要である。このように、いわば検査結果が陽性に転じるまでの空白期間が存在することから、提供者の男性から精液を採取して百八十日が経過した後の再度の検査で陰性が確認された提供者の精液のみを使用するとしている。日産婦の見解に準拠すれば、凍結保存を始めてから少なくとも百八十日経過した精子が用いられることとなり、新鮮精子よりも妊娠率は低下するが、感染症を防ぐことは可能である。

主としてＡＩＤに用いられることが多かった精子の凍結保存であるが、近年では、悪性腫瘍や白血病などに罹患した男性が放射線療法や抗癌剤を使用することにより、精巣がダメージを受けることが予測される場合に、事前に精子を採取して凍結保存することが行われる。この点は、卵子の凍結保存と同様の考え方である。さらに最近では、夫婦が通常の体外受精を受ける際に、凍結保存精子を用いることも行われている。体外受精では、卵巣刺激に対する卵胞の反応により採卵時期が決まるため、男性がその時期に合わせて精子を採取することが困難な場合が考えられる。このような状況を考慮して、あらかじめ精子を採取して凍結保存しておくことが行われている。薬剤を用いた卵巣刺激でなく、自然の排卵周期による採卵の場合も同様に、採卵日を正確に予測することは難しい。このように精子凍結保存は、通常の体外受精を行う場合に夫婦の希望に応じて行われる機会が増えている。

凍結保存の期限

凍結保存の技術が一般化したことによって、凍結した精子や卵子を保存する期限、という問題が生じてきた。これは胚や未受精卵子の凍結保存に限ったことではなく、精子の保存についても同様であり、体外受精の確立以前から起こりうる問題として存在していた。

白血病の夫が治療前に凍結保存しておいた精子を、夫の死後に妻が夫の同意があったとして体外受精に用いて妊娠し、生まれた子どもと死亡した夫との間の父子関係の存在を求める裁判が提起され、二〇〇六年九月四日に最高裁は父子関係を認めないとの決定を下した。この事案を受けて、日産婦は二〇〇七年四月、精子の凍結保存に関する見解を発表した。その中では、凍結精子は本人から廃棄の意思が表明された場合と本人が死亡した場合に廃棄されると明記され、凍結保存精子を使用する場合には、その時点で本人の生存および意思を確認するとされている。また、日産婦の見解には、胚（受精卵）および卵子の凍結保存の期限についても規定があり、胚の場合は夫婦関係の継続期間、卵子の場合はその女性の生殖年齢を超えないこととされている。

このように、日本では日産婦の見解のみによって、それぞれの配偶子の由来する個体の自然生殖可能な期間をもって凍結保存の期限としている。しかしながら、海外では特定の条件下で男性が死亡した後にその精子を使用した生殖医療を認めている国もある。二〇〇六年の最高裁の決定も、生まれた子と死亡した男性との父子関係についての判断であり、死後生殖の是非に言及しているわけではない。胚の凍結保存の期限についても、夫婦のあり方に法律上の婚姻が必ずしも重要な意義をもたなくなりつつあり、また、シングルマザーを選択する女性が増えつつある現在、日産婦の規定が変更されることもありうる。しかし、死後の配偶子の保存を可能にした場合、優秀な遺伝子の保存という優生思想やそれにともなう商業主義の出現が懸念されうる。

現在の日本で、体外受精を行うにあたって、胚の凍結保存が可能であることが施設の満たすべき要件のひとつとなっている。その理由は、体外受精の採卵において多くの卵子が採取され多くの卵子に受精が成立した結果、多くの受精卵が存在する状況が得られた場合に、そのうちの一個だけを胚移植し、残りを後の周期で使用するように保存しておくためである。胚移植する胚を一個に限定し、それ以外の胚を凍結保存することにより、多胎妊娠を防ぐことが可能となった。また保存しておいた胚を後の周期で使用することにより、リスクをともなう卵巣刺激を繰り返し行うことが不要となり、体外受精の安全性も向上した。現在、日本国内の体外受精実施施設には、多くの受精卵（胚）が凍結保存されていると考えられるが、これらの凍結保存胚はいつまで保存されるのであろうか？

日産婦の、胚の凍結保存と移植に関する見解には、「胚の凍結保存期間は、被実施者が夫婦として継続している期間であってかつ卵子を採取した女性の生殖年齢を超えないこととする」と記載されている。すべての体外受精施設は、日産婦の見解を遵守し、それぞれの施設なりの患者用の説明と同意の文書を作成していることが、日産婦により確認されている。しかし、体外受精施設は、当該夫婦が「夫婦として継続している」、すなわち離婚や死別などしていないことを、正しく確認しているであろうか？　体外受精施設が、当該夫婦の離婚や死別を確認できたとしても、残された受精卵（胚）の帰属はどのように解釈されるであろうか？　日産婦の見解では、「凍結されている胚はそれを構成する両配偶子（精子および卵子）の由来する夫婦に帰属する」とし、体外受精施設はその保存を委託されているに過ぎない、としている。しかし、夫婦が離婚や死別により夫婦関係が終了した後に胚がどのように扱われるかは明記されていない。

保存期間はその女性の生殖年齢を超えない、とされているが、この記述も曖昧である。ここでいう「生殖年齢」とは、一般に女性が自然に妊娠することが可能な年齢を指すものと考えられるが、夫婦がさらに長い期間の継続を希望した場合に、どのような判断がなされるであろうか？そもそも、体外受精自体が自然に成立する妊娠ではなく、女性が若い時期に体外での受精で成立した受精卵（胚）は、自然の妊娠成立年齢を超えても着床し、妊娠成立は可能である。自然ではない人工的な技術にもとづく妊娠を成立させるのに、期限として「生殖年齢」を持ち出すことに合理性があるであろうか？

日本全国には、凍結保存され、胚移植される順番を待っている胚が無数に眠っているのであろう。これらの施設では、胚に加えて今後は、未受精卵子も凍結された状態で保存されていくことであろう。数年後には、これらの胚や卵子の保存期限について、あちらこちらで問題提起されていくかもしれない。

いわゆる「社会的凍結保存」とは何か？

ここまで述べてきたのは、不妊治療の中でのワンステップとしての凍結保存、悪性腫瘍の治療の一環としての凍結保存であり、治療手段としての医療行為として凍結保存が行われる例である。次に述べるのは、医学的見地からみて必要のない、治療手段とは呼べない凍結保存である。さまざまな理由により、今現在妊娠することができないか、またはすぐに妊娠することを望んでいないために、後の時期に妊娠することが可能となるように、凍結して保存しておく、という行為である。「後の時期」というのは、数か月後のこともあるし、十年や二十年後を想定することもある。

このような凍結保存は、しばしば「社会的適応」と呼ばれることがある。これは、凍結保存を行う理由、すなわち適応が悪性腫瘍の治療などの医療上の要請によるものでないことからそのように言われる。しかしながら、このような凍結保存は社会からの要請ではない。公的な理由により行われるのではなく、あくまで私的な個人の都合によって行われる行為である。したがって、このような凍結保存の理由を「社会的適応」と呼ぶのは正しくない。このような凍結保存に関する英文の医学論文が多数執筆されているが、以前はこの種の凍結保存に対して、「social indication」や「social freezing」という用語が使用されていた。しかし、現在ではほぼ、「non-medical indication」や「elective freezing」という用語に変わっている。英語圏においても、これらの行為が「social」な行動ではなく、個人の都合によるものである、との議論を経ている。[(2)(3)] 日産婦においても、会員に向けての留意事項を提示するにあたって、「医学的適応のない凍結保存」という文言を使用している。

英語の表現では、ノンメディカルな凍結保存に対する適切な語が定まらない状況が続いていた。non-medical, elective, self-donation, for anticipated gamete exhaustion など、さまざまな語が用いられてきたが、アメリカ生殖医学会（American Society for Reproductive Medicine: ASRM）の倫理委員会が、二〇一八年にplanned oocyte cryopreservationという用語を提唱した[4]。日本語に訳すと、「計画的卵子凍結保存」である。ノンメディカルな凍結保存は、計画的卵子凍結保存とすることにより、その特徴を的確に表すことができる。一方、これまで日本で医学的適応と呼ばれてきた凍結保存は、緊急卵子凍結保存と呼ぶべきである。要は直ちに凍結保存しなければ、永久に卵巣機能が廃絶するおそれのある、切羽詰まった状況であるか否か、すなわち緊急性の有無が両者の違いである。このように、悪性腫瘍治療のための卵子の凍結保存を緊急卵子凍結保存と呼び、計画的卵子凍結保存から区別することにより、両者の差を明確に区別できる（図6）。

ノンメディカルな凍結保存は、主として卵子に対して行われる。しかし、凍結保存開始時にすでに結婚しているか決まったパートナーがいる女性の場合は、その男性の精子と受精させた胚にして凍結するほうが、融解後の妊娠成立の可能性は高まる。そのような理由から胚の凍結保存を選択する女性もあるであろう。しかしながら、そのパートナーとの離婚や別離が起こる可能性を考慮すると、未受精卵子での凍結のほうが、妊娠を成立させる時の自由度が高まると言える。胚か未受精卵子か、どちらの凍結保存を選択するかは、当該女性に委ねられる。一方、この目的での凍結保存が精子に対して行われることは稀である。加齢による妊孕能の低下が卵子において顕著にみられる現象であり、精子は加齢による影響をあまり受けないからである。

図６　凍結保存の分類

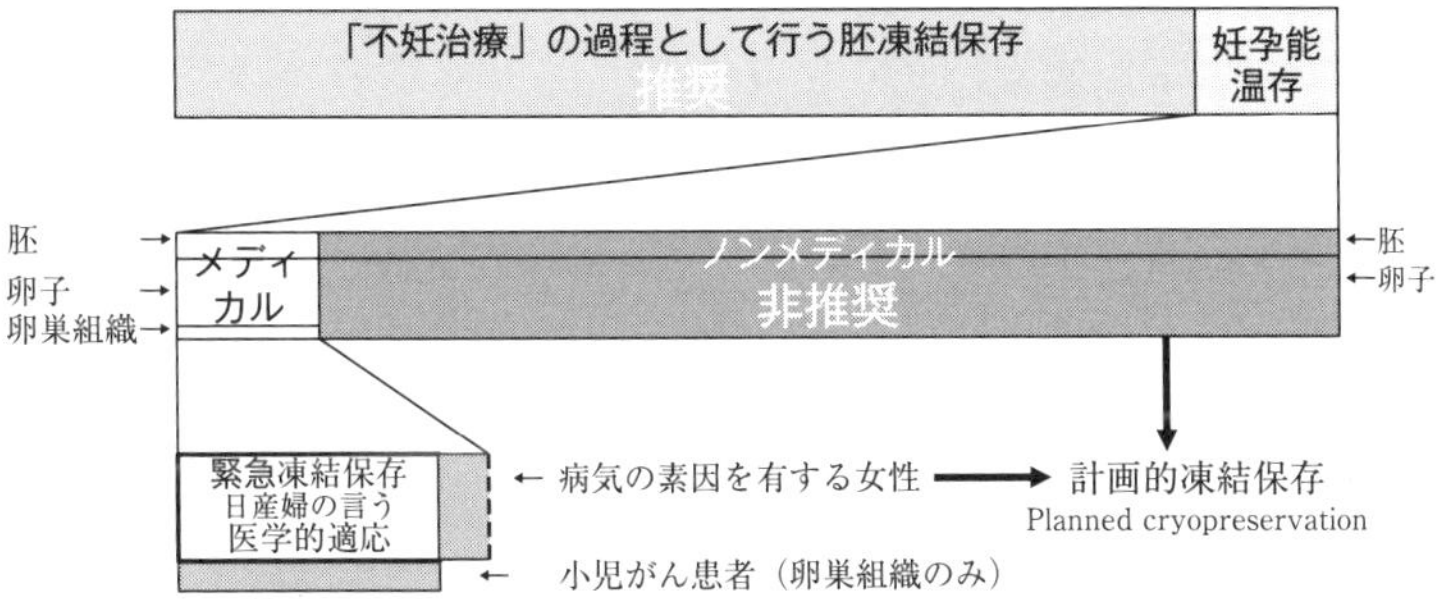

一連の不妊治療の過程の中で、妊娠成立を目指して胚を凍結保存するのは、日産婦により推奨されている。一方、長期間経った後に妊娠できるように凍結保存しておくのは、「妊孕能温存」のための凍結保存である。その中に、医学的な理由によるもの（メディカル）と、医学的な理由のない個人の希望によるもの（ノンメディカル）がある。ノンメディカルな凍結保存を日産婦は推奨していない。メディカルな凍結保存のうちの悪性腫瘍治療にともない妊孕能が失われる可能性のあるものが緊急凍結保存であり、これを日産婦は医学的適応による凍結保存と呼んでいる。緊急凍結保存以外にも、病気になる素因を有する女性などメディカルな理由に含まれるものがあるが、このグループとノンメディカルの境界は曖昧である。この両者を合わせたものが計画的凍結保存である。小児がんの治療も妊孕能温存の対象となりうるが、卵巣組織の凍結保存のみが可能であり、卵巣組織凍結保存は現在のところ確立した技術とは言えない。

医学的適応とノンメディカルの境界

日産婦では、医学的適応による凍結保存とノンメディカルな凍結保存とを区別している。しかし、そもそも両者は、明確に区別できるのであろうか。現在、日本で行われる「医学的適応による凍結保存」は、日産婦の見解の中に、「悪性腫瘍などに罹患した女性に対し、その原疾患治療を目的として外科的療法、化学療法、放射線療法などを行うことにより、その女性が妊娠・出産を経験する前に卵巣機能が低下し、その結果、妊孕性が失われると予測される場合」に行われるものと規定してある。この条件のポイントは、疾患に罹患した女性が治療を受けることにより妊孕能が失われる、ということである。その疾患は「悪性腫瘍など」であり、癌に代表されるが、「など」と曖昧な表現になっているのは、白血病に対する抗癌剤療法を念頭に置いているからである。すなわち、治療により妊孕能が失われる可能性があるということだけでなく、直ちに治療を開始しないと生命に関わるかもしれない、という原疾患の治療に緊急性が求められる場合である。

抗癌剤が使用される疾患は、悪性腫瘍に限られるわけではない。全身性エリテマトーデス（systemic lupus erythematosus: SLE）や、慢性糸球体腎炎、肉芽腫症、天疱瘡などの疾患で、病勢の進行を抑えるために、抗癌剤のひとつであるシクロフォスファミドが単独で、あるいは他剤との併用で用いられることがある。シクロフォスファミドには卵巣機能を低下させる副作用が知られており、妊孕能の低下につながる。悪性腫瘍のような緊急性はないが治療のために抗癌剤が使用されるという点で、これらも医学的適応があると言えるのではないか。

抗癌剤が使用されるわけではないが、病勢の進行により卵巣機能が影響を受け、早期に閉経に類似した状態の早発卵巣不全になる疾患がある。SLE、シェーグレン症候群、関節リウマチなどの自己免疫疾患、糖尿病や甲状腺疾患、副腎の疾患、ターナー症候群などの染色体異常、など多くの疾患が早発卵巣不全の素因として知られている。このような疾患を有している女性が、早期に卵子を採取し凍結保存しておく、という選択は、医学的な理由と呼べないであろうか。また、これらの素因の有無に関わらず、いつ突然卵巣が早発卵巣不全の状態に陥るかはわからないことから、どのような女性でも対象になりうるとも言える。

その他にも、卵巣の良性腫瘍に対して、腫瘍部分だけを切除する手術を受けることにより、健常な卵子も失われる可能性がある。このような場合にも卵子が凍結保存されていれば、妊孕能低下への不安は軽減される。

しかしそもそも、年齢を重ねていくと、さまざまな疾患に罹るリスクや可能性は増していくのであるから、年齢が上がる前に卵子を凍結保存しておく、ということは、ある意味医学的な理由と言えるかもしれず、「医学的適応による凍結保存」と「医学的適応のない凍結保存」の境界は曖昧なものである。こうなると、「医学的適応」という言葉は意味をなさなくなる。また、年齢が上がること自体が妊孕能の下降を意味することを考慮すると、二十歳代で妊孕能がピークの時点で卵子を凍結保存しておくことは加齢に対する保険として理にかなっていると言えるかもしれない。結局は、加齢は病か、病だとすればそれは治すべきものか、という根源的な命題につながる。

現在、日産婦が医学的適応の有無により、凍結保存の是非を線引きするのは、曖昧で無意味なものということになる。この点からも、その凍結保存に緊急性があるのか、それとも計画的に行えるのかによって区別するのが正当である（図6）。ただし本書では、日産婦の見解を踏襲し、「医学的適応による凍結保存」と、それに対する「ノンメディカルな凍結保存」という文言を使用する。

海外における卵子凍結保存の実状

欧米では卵子提供による生殖医療が一般化していることから、未受精卵子の凍結保存は技術が確立した当初から、主として卵子提供を目的として実施されてきた。その後、妊孕能温存のための卵子凍結の比率が増してきている。スペインで二〇〇七年から二〇一七年までに行われたすべての卵子凍結保存の中で、妊孕能温存目的で行われたものの占める比率を年ごとに追跡した多施設共同研究がある(5)。それによると、二〇〇七年には妊孕能温存の目的が全卵子凍結のうちの約五パーセントであり、残りの約九十五パーセントが卵子提供目的であったものが、その後妊孕能温存目的の比率が徐々に上昇し、二〇一六年には約二十五パーセントを占めている。しかもその中で悪性腫瘍女性に対する妊孕能温存の比率に大きな変化がなく、elective な妊孕能温存、すなわちノンメディカルな卵子凍結保存の比率の上昇が大きいことがわかった。

欧州ヒト生殖医学会（European Society of Human Reproduction and Embryology: ESHRE）が、学会に加盟しているそれぞれの国における卵子凍結保存の現状をまとめた表を示す（表2）[(6)]。メディカル、ノンメディカルのそれぞれの卵子凍結保存を、推進するか慎重に臨むかは国により異なっている。オーストリア、フランス、マルタでは、ノンメディカルの卵子凍結保存は禁止されている。日本をこの表に当てはめてみると、メディカルな凍結保存のみ、日産婦の見解により規制しつつ推進されている状況であり、実施可能な施設が日産婦に登録されている。年齢制限はない。ノンメディカルな凍結保存については規制対象ではなく日産婦は実施を推奨していないが、禁止されているわけでもない。助成制度はメディカル、ノンメディカルを問わず存在しないが、一時期千葉県浦安市がノンメディカルな凍結保存の助成制度を設けて注目されたことがあった。

ESHREワーキンググループによるこの研究では、加盟各国における年別の卵子凍結保存実施数が報告されている（表3）。この調査に協力した国は表に示す十六か国であった。十六か国のすべてから結果が報告されている二〇一三年には、採卵が行われたすべての治療周期（三十四万三千二十五周期）のうち九千百二十六の周期が卵子凍結保存のための採卵であった（二・七パーセント）。スペインで行われたものが五千六百二十周期で全体の六十一・六パーセントを占めている。九千百二十六周期のうち、卵子凍結保存の適応が明らかな八千八百八十五周期について、それぞれの適応の比率をみたグラフが図7である。

表2　ヨーロッパにおける卵子凍結保存（規制と現況）

国	規制の根拠	凍結保存の適応			登録	助成	
		年齢制限(歳)	Medical	Non-medical		Medical	Non-medical
オーストリア	法律	—	Yes	禁止	No	No	No
ベラルーシ	—	—	Yes	No	No	No	No
ベルギー	—	＜45	No	No	Yes	Yes	No
ブルガリア	—	—	Yes	Yes	No	No	No
チェコ	—	—	No	No	No	Yes	No
デンマーク	法律	＜46	Yes	No	Yes	Yes	No
エストニア	—	—	No	No	No	No	No
フィンランド	法律	—	No	Yes	No	Yes	No
フランス	法律/実施規則	18-42	Yes	禁止	Yes	Yes	No
ドイツ	法律/実施規則	20-49	Yes	Yes	Yes	No	No
ギリシャ	—	—	No	No	No	No	No
ハンガリー	法律	—	Yes	No	No	No	No
イタリア	法律	—	Yes	Yes	Yes	Yes	No
アイルランド	—	—	No	No	No	Yes	No
リトアニア	—	—	No	No	No	No	No
マルタ	法律/実施規則	25-42	Yes	禁止	No	Yes	No
オランダ	法律/実施規則	—	Yes	Yes	Yes	Yes	No
ノルウェー	法律	—	Yes	No	No	Yes	No
ルーマニア	実施規則	—	No	No	No	No	No
ロシア	—	—	Yes	No	No	No	No
スロバキア	—	—	No	No	No	No	No
スロベニア	法律	＜45	Yes	No	No	Yes	No
スペイン	法律	18＜	No	No	No	Yes	No
スウェーデン	—	—	No	No	No	Yes	No
スイス	法律/実施規則	—	No	No	No	No	No
イギリス	法律/実施規則	—	No	No	No	Yes	No
ウクライナ	—	—	Yes	Yes	No	No	No

欧州ヒト生殖医学会（ESHRE）加盟各国の卵子凍結保存に対する姿勢。凍結保存の適応は、医学的適応（Medical）とノンメディカル凍結保存（Non-medical）に分け、推進している国はYes、慎重な態度の国はNo、禁止の国は禁止と表示した。さらに、登録制度の有無により、YesとNo、助成制度の有無によりYesとNoと表示した。

The ESHRE Working Group: *Hum Reprod Open* 2017(1): hox003, 2017より引用改変

表3　ヨーロッパにおける卵子凍結保存の年度別実施数

国	2010年	2011年	2012年	2013年	2014年
ベラルーシ	—	0	—	3	—
ベルギー	10	49	310	386	—
チェコ	68	220	344	471	202
エストニア	1	6	0	4	8
フィンランド	—	—	—	23	—
フランス	—	—	451	798	—
ドイツ	120	130	141	235	227
ギリシャ	8	9	10	34	34
ハンガリー	—	—	2	5	2
イタリア	286	554	415	477	358
マルタ	0	0	—	41	20
スロベニア	9	18	14	16	27
スペイン	—	5612	6452	5620	6670
スイス	—	—	—	48	—
イギリス	332	458	593	810	1063
ウクライナ	11	27	91	155	265
合計	845	7083	8823	9126	8876

欧州ヒト生殖医学会（ESHRE）加盟国のうちの調査に協力した16カ国における卵子凍結保存の年度別実施数。卵子提供のための凍結保存を含む。

The ESHRE Working Group: *Hum Reprod Open* 2017(1):hox003, 2017より引用改変

図7　卵子凍結保存の適応（目的）別比率

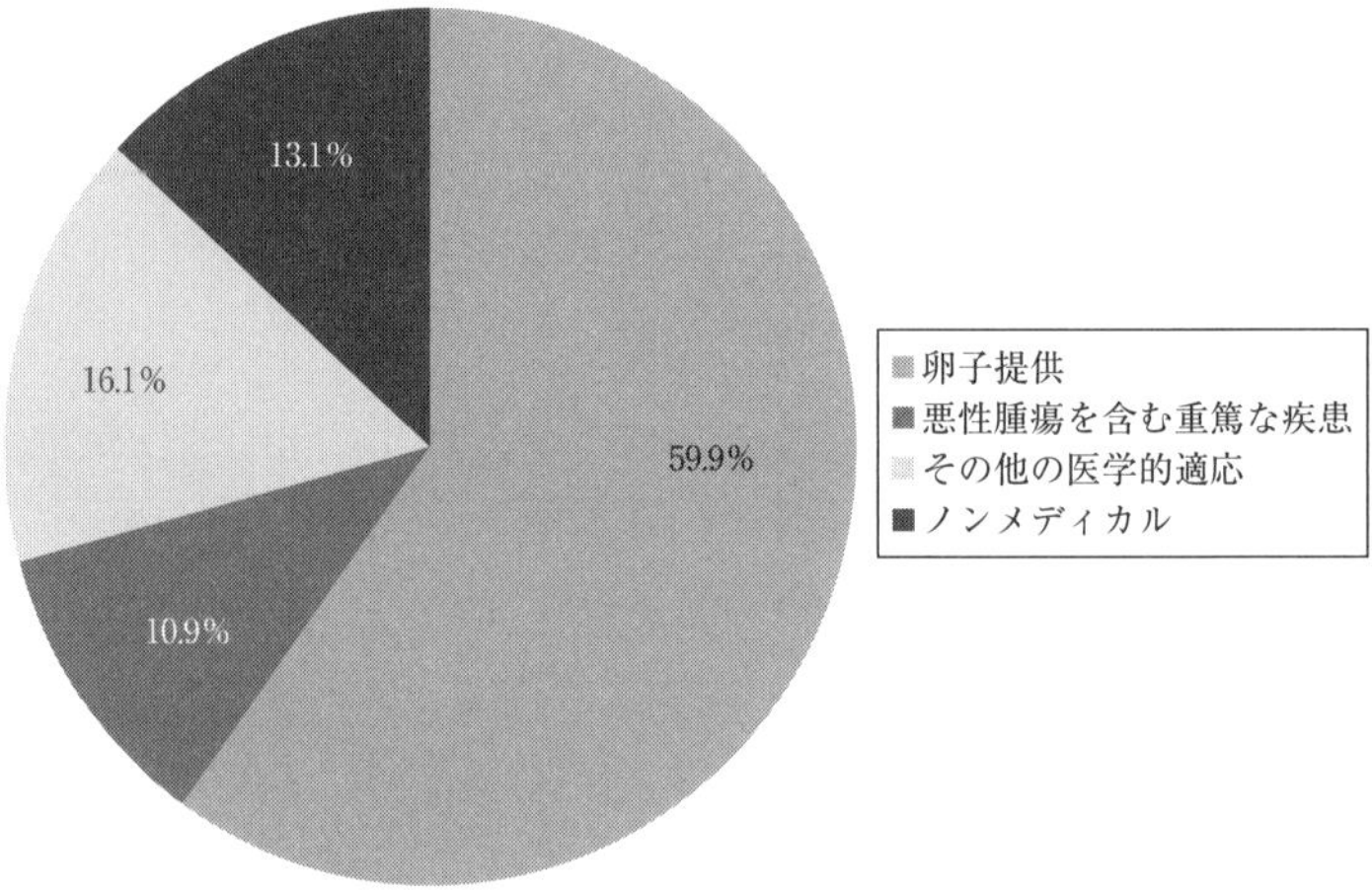

欧州ヒト生殖医学会（ESHRE）加盟国のうちの調査に協力した16カ国（表3参照）の、2013年に行われた卵子凍結保存の適応（目的）により分類した比率を示す。2013年に行われた9,126の卵子凍結保存のうち、その適応（目的）が明確なものは8,885であり、その8,885例の解析である。
The ESHRE Working Group: *Hum Reprod Open* 2017(1):hox003, 2017より引用改変

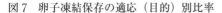

卵子凍結保存は、子づくりに有効か？

図8は、卵子凍結保存の後に保存卵子を融解して胚移植した六百四十一人の女性が少なくとも一人の生児を得る確率と凍結保存した卵子の数の関係を、凍結保存を開始した時の女性の年齢によって比較したグラフである[5]。凍結保存開始時の女性の年齢が三十六歳未満であると、確実に生児一人を得るために約三十個の凍結保存卵子が必要であるが、三十六歳を迎えた後に凍結保存した場合には、凍結保存した卵子の数を増やしたとしても、生児一人得ることを確実にはできないことを示している。にもかかわらず、この論文中には、実際に卵子凍結保存を受けた五千二百八十九人の女性の年齢は三十五～三十九歳が最も多く、三十七歳がピークであったことが示されている。

凍結保存卵子の数と生児を一人得ることになる確率の関係については、他にも四百六十六人の不妊患者から得られた結果を元に、理論値をグラフ化した論文が発表されている[7]。この論文でも図8と同様に、生児を確実に一人得るためには、三十五歳以下での採卵で約四十個の卵子が必要であり、採卵時の年齢が上昇すると生児を得る確率がみるみる低下することが示された。

これらの研究結果から、自分の卵子を凍結保存しておいて「後の時期」に確実に子づくりをしようと考えるならば、若いうちから計画的に卵子の採卵を受け、多くの凍結卵子を保存しておく必要があることがわかる。

図８　凍結保存卵子の数と生児１人を獲得する確率の関係

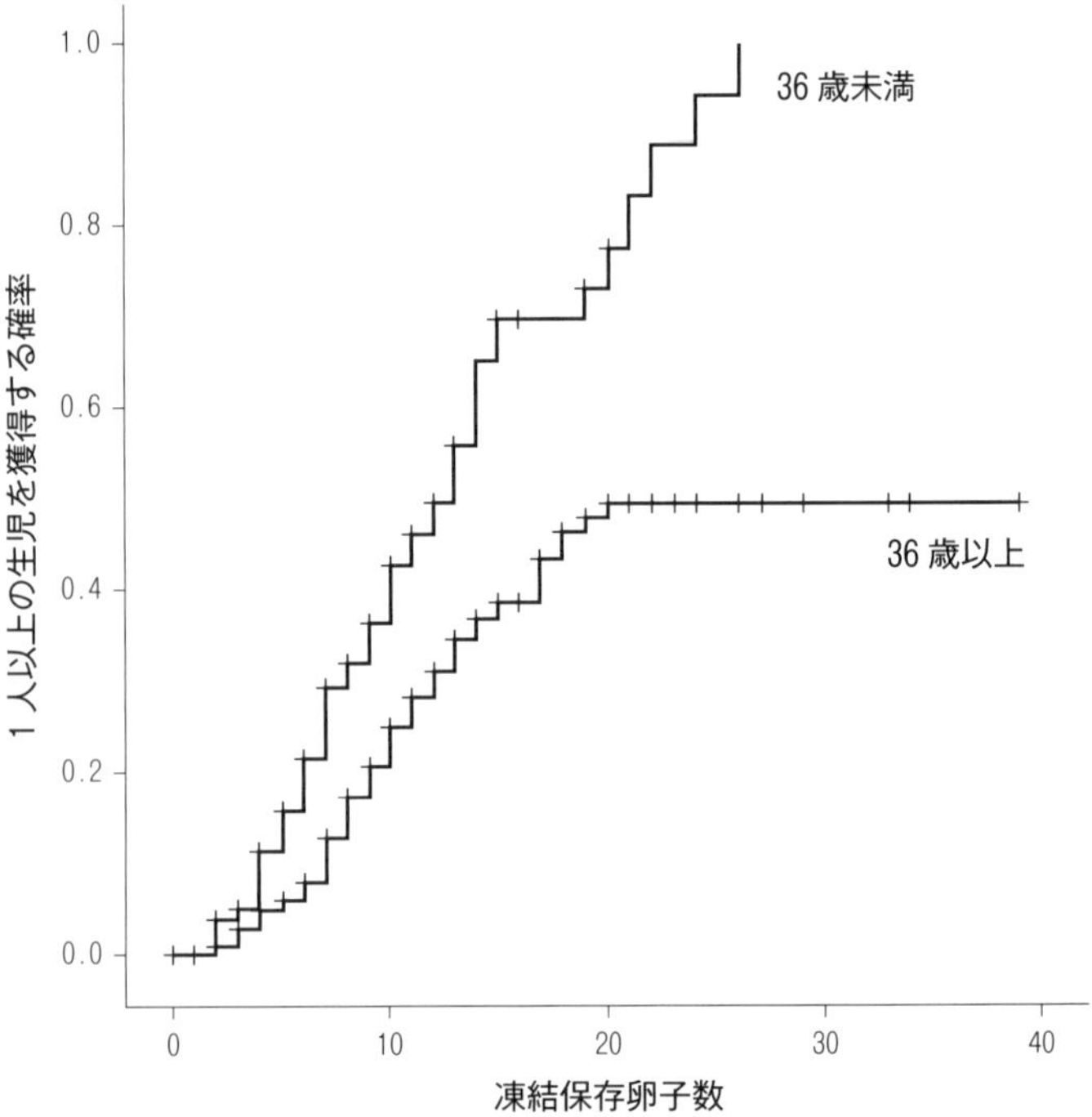

ノンメディカルな目的の卵子凍結保存で、凍結保存する卵子の数を増やした時の、少なくとも１人の生児を得る確率の上昇の推移を、女性の採卵時の年齢が 36 歳未満（123 例）か 36 歳以上（518 例）かによって分けて表示したグラフである。凍結保存卵子を解凍して胚移植に使用した 641 例から得られたデータであり、これは、研究期間中に卵子凍結保存を開始した 5,289 例の 12.1% に相当する。スペインでの多施設共同研究。

Cobo A, et al: *Hum Reprod* 2018; 33:2222 より引用改変

卵子凍結保存の理由は何か？

「後の時期」の妊娠を選ぶ理由は個々の女性でさまざまであろうが、妊娠・分娩の時期を女性のライフスタイルに合わせる目的で行われるものが注目されている。妊娠とその後に続く子育てにより職業や勉学を中断させることなく継続し、キャリアを伸ばしたい、しかし職業で一定の成果が得られた後には確実に子どもをもちたい、という女性の願望によるものである。その他、子どもはもちたいがパートナーとの出会いに恵まれない、という理由もある。ニューヨーク大学病院において、七年間に四百七十八人の健康な女性への未受精卵子凍結保存が行われたが、それらの女性に対して、凍結保存を何歳の時に受けたか、また、早く妊娠せずに凍結保存に至った理由は何か、についてアンケート調査を行ったところ、百八十三人から回答が得られた。調査結果は、図9、10のとおりである。[8]

ベルギーで無作為に抽出した二十一～四十歳の一般女性に電子メールで質問票を送ることにより行われた調査結果を示す。[9] この調査では、千九百十四人の女性に質問票を送り、千二十四人から有効回答が得られている。問いかけられた質問は、ノンメディカルな理由で卵子凍結保存をするか否か、であった。この質問に対し、凍結保存するという回答が三パーセント、たぶんするという回答が二十八パーセントであり、卵子凍結保存の実施に対し肯定的な回答が全体の三十一パーセントであった。一方、凍結保存しないとする回答が五十二パーセントであり、十七パーセン

図9　卵子凍結保存を開始した年齢

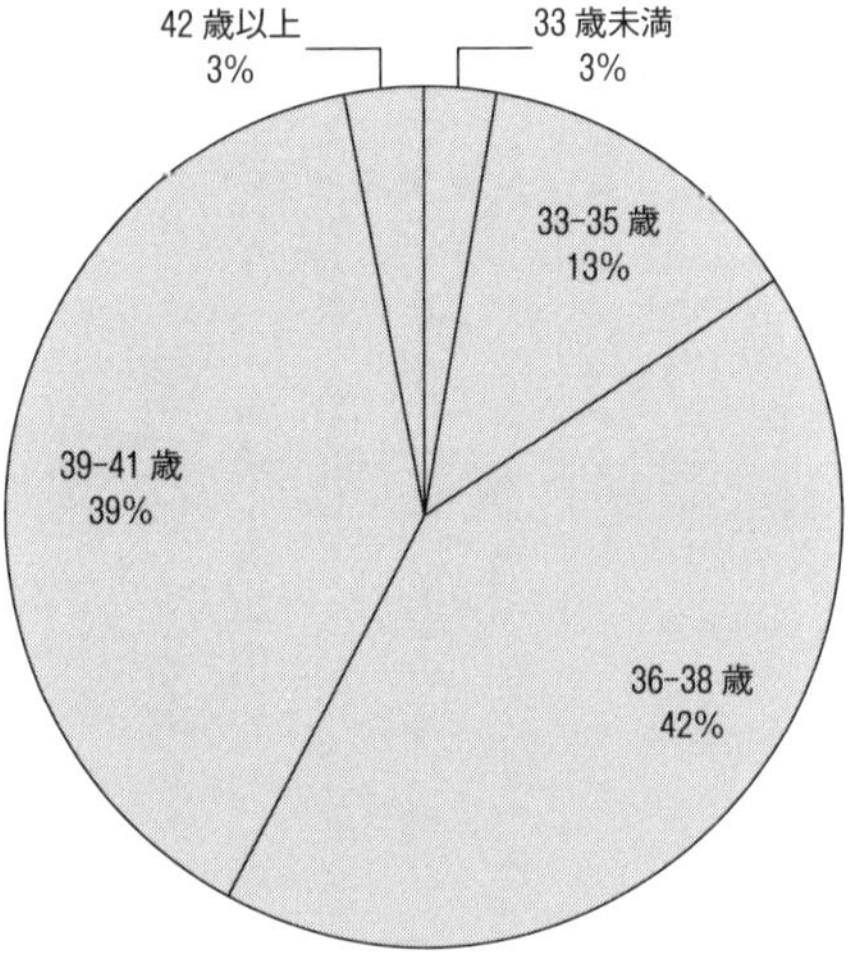

2005～2011年に、ニューヨーク大学病院で卵子凍結保存を受けた478人の健康な女性（23～46歳）を対象とした調査で、得られた183人の回答を解析した。

Hodes-Wertz, et al: *Fertil Steril* 2013; 100:1343より引用改変

図 10　卵子凍結保存した女性の、若い時に妊娠しなかった理由

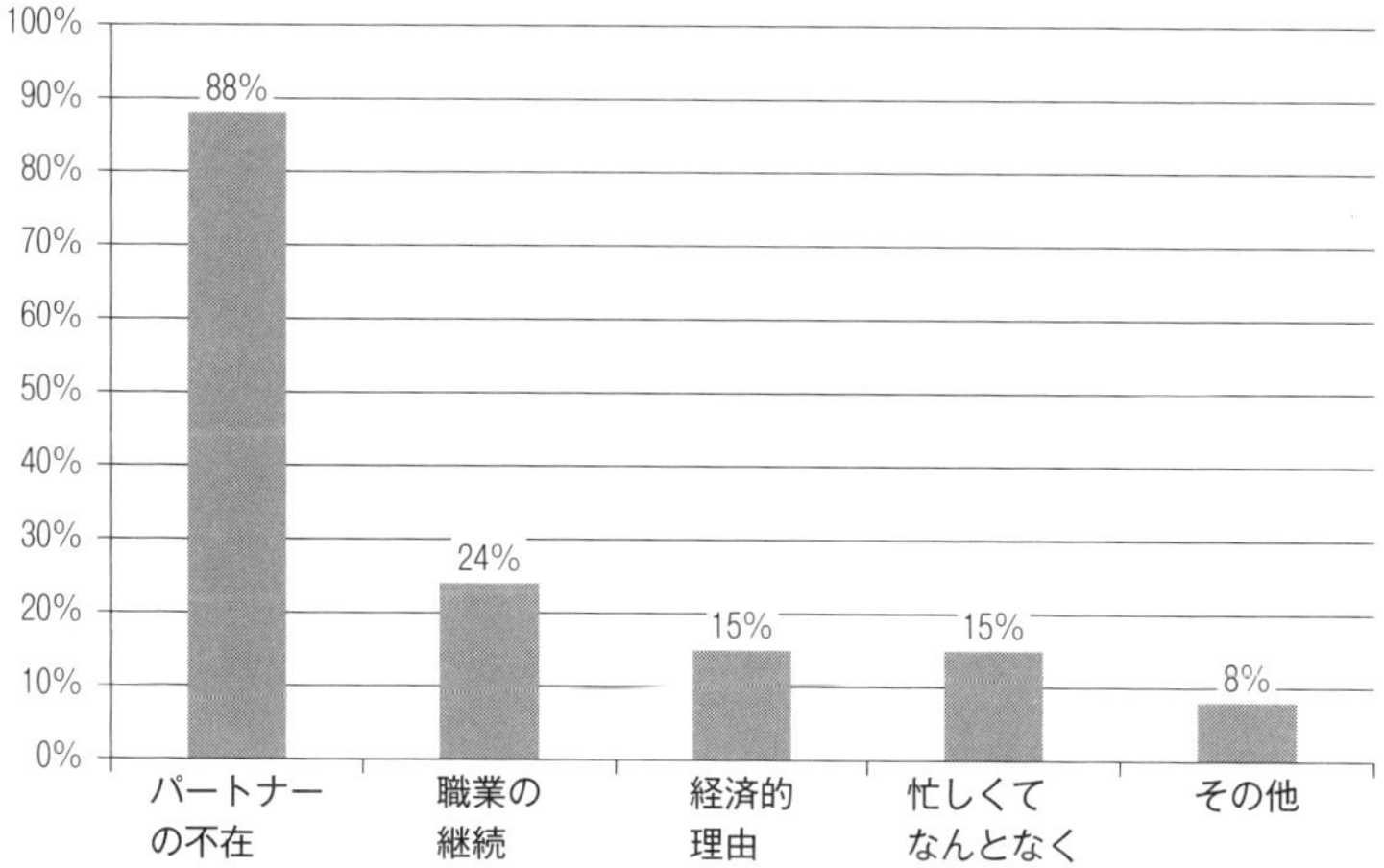

2005 ～ 2011 年に、ニューヨーク大学病院で卵子凍結保存を受けた 478 人の健康な女性（23 ～ 46 歳）を対象とした調査で、得られた 183 人の回答を解析した。複数の理由の選択が可能。

Hodes-Wertz, et al: *Fertil Steril* 2013; 100:1343 より引用改変

トは、わからないと回答していた。このように、一般女性の中での卵子凍結保存に対する態度は必ずしも積極的なものではなかった。また、この調査では、回答した女性の属性別に卵子凍結保存に肯定的な回答者数と否定的な回答者数の比較が行われた（表4）。独身者と既婚者を比較すると、独身者で肯定的な回答が多く、既婚者では否定的な回答が多かった。興味深いのは、肯定的な回答には会社などに雇われている被雇用者の比率が高い反面、否定的な回答に、主婦や学生など雇用されていない者の比率が比較的高い点であり、この差には統計学的な有意差が認められた。雇用されている状況では、妊孕能を確保しておく保険として卵子凍結保存を考慮する傾向にあるかもしれない。

凍結保存した卵子は実際に解凍して胚移植されるのか？

凍結保存した卵子を実際に解凍して胚移植を行う女性はどのくらいいるのであろうか。スペインから二〇一六年に報告された論文によると、二〇〇七年から二〇一五年四月までの八年あまりの間に卵子を凍結保存した千四百六十八人の女性のうち、この間に保存していた卵子を解凍して胚移植した例は百三十七人であり、卵子の使用率は九・三パーセントであった[10]。このグループは、二〇一八年五月まで調査期間を延長し、調査対象施設を増やしたうえで、二〇一八年に次の論文を発表した[5]。それによると五千二百八十九人の卵子凍結保存女性のうち、解凍して使用した女性は六百四十一人であり、使用率は、十二・一パーセントであった。前の調査の時点で凍結保存し

表4　一般女性の卵子凍結保存への意識・態度（ベルギー）

卵子凍結保存への意識・態度	肯定的 (Yes+ Maybe)	わからない (I don't know)	否定的 (No)	P値
回答者数	323	171	530	-
年齢(歳)	28.57	28.70	32.28	＜0.001
独身(同棲もなし)(%)	42.7	38.6	27.5	＜0.001
既婚または同棲(%)	57.3	61.4	72.4	
離婚の経験あり(%)	5	7	12	0.002
子どもあり(%)	34.4	39.2	59.8	＜0.001
自営業(%)	5.7	3.9	4.7	＜0.05
被雇用者(%)	57.7	58.5	48.8	
肉体労働者(%)	13.4	13.1	14.0	
非就業者(主婦、学生等)(%)	23.2	24.5	32.6	
不妊の経験あり(%)	9	8.8	4.9	0.04

21～40歳の一般女性（1,914人）に電子メールを送り、卵子凍結保存への意識・態度を尋ねた調査で、肯定的な回答（卵子凍結保存を行うまたはたぶん行う）を示した女性と、否定的な回答（卵子凍結保存を行わない）を示した女性の属性を分析した結果。1,024人から回答が得られた。

Stoop D, et al: *Hum Reprod* 2011; 26:655より引用改変

ていた女性がその後卵子を使用し、後の調査で使用したとみなされた例もあると思われるが、両方の調査での卵子の平均保存期間はどちらも二・一年で差がないことから、凍結保存した卵子を解凍して使用する女性が増加傾向にあることは間違いない。しかし、それでも十パーセント前後であることに注意する必要がある。さらにスペインを含む欧米では精子提供による体外受精が容認されている国があり、卵子凍結保存の報告に精子提供体外受精の実施が含まれていることを考慮しなければならない。ここに紹介したスペインの論文でも、二〇一六年の報告で述べられている百三十七人の凍結保存卵子の胚移植例には、提供精子を用いて自身の凍結保存卵子と受精させた独身女性が五十人含まれている。自分のパートナーとの間での体外受精に凍結保存卵子を使用した例は、さらに少ないことになる。

凍結保存した卵子を実際に使用する女性は意外にもそれほど多くないことが示されているが、それはなぜだろうか。ノンメディカルな理由で卵子を凍結保存したもののまだ使用していない女性に、なぜ凍結保存卵子を使用していないのか、その理由を聞き取り調査した論文がある(11)（表5）。この表に示すように、最も多い理由は、独り親になることを避けたい、ということであり、パートナーにめぐり会っていないことが挙げられている。そのほかに、自然の妊娠をトライしたいという理由もあり、卵子凍結保存を凍結保存した卵子を使用して確実に妊娠するためというよりも、いわば「保険」として利用している実態が読み取れる。

表5　凍結保存した卵子を使用していない理由

理由	%
「独り親」を避けたい	47
自然の妊娠をトライしたい	37
提供精子を使用したくない	29
子をもつ準備ができていない	17
年齢が高過ぎるまたは健康上の理由	14
すでに自然妊娠して家族が完成した	11
パートナーが子を望んでいない	2
経済的理由	2
安定した職を得ていない	2
産休の資格がない	2

オーストラリアのクリニックでノンメディカル卵子凍結保存を受けた女性に対して行われた質問票による調査で、有効回答を寄せた95人の女性のうち、まだ凍結保存卵子を使用していない87人の回答を解析したもの。
Hammarberg K, et al: *Hum Reprod* 2017; 32:575 より引用改変

卵子凍結保存のメリット

ノンメディカルな卵子凍結保存を行なうことにより当該女性が得られる利点は何であろうか。まず何よりも、自分の都合に合わせて出産を先送りできる、ということである。これを利点と感じる背景には、年齢の上昇にともない妊孕能が下降するという生理的真実が存在する。年齢の上昇にともなう妊孕能の低下は、その時点での卵子の加齢が原因である。この生理的真実に多くの人が気付くようになった現在、高年齢になって初めて不妊治療を受ける時に、若い時分に採取した卵子が使用できるとしたら、妊娠成立の可能性がより高まることが知られるようになった。この利点は、insurance for aging と呼ぶことができよう。

次に、年齢の上昇とともに卵巣がさまざまな病気にかかり、卵子の採取が困難になる可能性が挙げられる。卵巣に腫瘍が発生し、片側の卵巣全体、または腫瘍部分のみの摘出が必要となることもある。そうなると妊孕能は低下する。手術を要する疾患とは限らない。子宮内膜症は二十歳代の若年者でも見られる疾患であるが、年齢とともに罹患率も上昇する。また年齢の上昇とともに病勢も進行し、妊孕能は低下する。この妊孕能の低下は手術の要否とは関係がない。早発卵巣不全という、一般的な閉経の時期よりも早期に卵巣が機能を停止する疾患が存在する。早発卵巣不全には原因が明確なもののほか、解明されていないものもあるため、どの女性が罹患するのか予測がつかず、突然罹患することもある。卵巣が健康なうちに卵子を採取しておくことにより、これらの心配から解放される。この利点は、insurance for pathology（病理）であろう。

当該女性にとってのもうひとつの利点は、卵子自体の加齢にともなう影響を回避できる、ということだ。卵子の加齢は、単に妊孕能が低下するだけでなく、卵子の質の低下が起こるために流産率の上昇にもつながる。これは、卵子に染色体異常が起こる率が高まるためで、流産だけでなく、障害をもった児の出産も増加することになる。若いうちに卵子を採取、保存しておけば、たとえ高年齢になっても、保存しておいた卵子で妊娠すれば、このような可能性、すなわち障害を有する児の出産の可能性を軽減できる。これは、insurance for anomaly（奇形）とみなしうる。しかし、優生思想にもつながるこの考え方を利点とみなしてよいかは疑問である。

卵子凍結保存のデメリット

一方、このような卵子凍結保存にともなう不利益、欠点は何であろうか。採卵という手技に、一定のリスクが存在することが考えられる。採卵は不妊治療として広く行なわれる手技であり、概ね安全であるが、出血や内臓損傷のリスクが低率ながら存在する。また、卵子凍結保存のための採卵ではできるだけ多くの成熟卵子の採取が求められるため、卵巣刺激が必要であるが、それにともなう卵巣過剰刺激症候群のリスクも存在する。

後年、凍結保存しておいた卵子を使用して妊娠を望んだとしても妊娠成立が不確実である、という点も欠点として挙げられる。卵子を採取して凍結保存を開始した時点で、目的を達成しえたように感じるのは幻想に終わるかもしれない。

後年、妊娠が成立したとしても、その時点での年齢に応じた妊娠のリスクがともなう、という点も忘れてはならない。たとえ、二十歳代で採卵した卵子であっても、四十歳代で妊娠した場合には、子宮を含めた身体全体は四十歳代であるので、いわゆる高年齢妊娠となり、妊娠性高血圧（旧称：妊娠中毒症）などのリスクは高いと言える。また、子宮筋腫などの子宮の疾患が発症している可能性も年齢とともに高くなっている（表6）[12]。

しかし、最大の問題点は、凍結保存が卵子に与えるダメージが、長期的にみて明確になっていない、ということであろう。長期の凍結保存後の卵子を用いた妊娠で出生した児への影響は不明である。この点は、今後研究が進むことにより、解明されていくものと考えられる。

卵子凍結保存により社会が受ける恩恵

卵子凍結保存には、医学的な観点から見た利点・欠点のほかに、倫理的・社会的な観点の利点・欠点も存在する。

利点の一つ目は、生殖適齢期からの解放と自己決定の確立である。卵巣に存在する卵子の数および卵子の質の点から、女性には生殖に適した時期、というよりも生殖が可能な時期が存在する。一般に妊娠適齢期や出産適齢期と呼ばれることが多いが、ここでは両者を合わせて生殖適齢期と呼ぶ。これらの適齢期は、多くは女性に対する言葉であり、男性に対して用いられることは稀である。結婚適齢期という言葉もあり、こちらは男性にも用いられる。結婚適齢期が女性だけでな

表6　高年齢妊娠のリスク（全米3年間のデータ）

妊婦の年齢	35歳〜44歳		45歳以上	
妊婦総数	1,836,403		23,807	
	オッズ比	95%信頼区間	オッズ比	95%信頼区間
母体死亡	2.07	1.78-2.40	9.90	5.60-15.98
輸血施行	1.21	1.20-1.23	2.46	2.27-2.68
心筋梗塞	4.05	3.29-4.98	21.38	11.46-39.88
心停止	2.07	1.80-2.42	10.84	6.48-18.14
肺塞栓	1.83	1.69-1.98	5.01	3.47-7.23
深部静脈血栓	2.02	1.91-2.14	4.38	3.26-5.89
急性腎不全	1.86	1.76-1.97	6.38	5.06-8.04
帝王切開	1.62	1.61-1.62	2.51	2.44-2.57
妊娠糖尿病	2.42	2.41-2.44	3.50	3.37-3.62
妊娠高血圧	1.11	1.10-1.12	2.17	2.09-2.25
早産	1.16	1.15-1.17	1.91	1.84-1.98
胎児発育不全	0.92	0.91-0.93	1.53	1.42-1.64
胎児死亡	1.30	1.27-1.33	2.53	2.22-2.89
前期破水	1.10	1.09-1.11	1.38	1.30-1.46

2008年から2010年の3年間の全米の妊娠・出産（12,628,746人）について、35歳未満の女性の群（10,768,536人）を対照として、35～44歳の女性の群（1,836,403人）と45歳以上の女性の群（23,807人）のリスクを比較したデータ。オッズ比とは、オッズ、すなわち「見込み」を対照と比較した比である。オッズ比が1を超えていて95%信頼区間に1が含まれない事象は、35歳未満女性に比して統計学的に有意に起こりやすく、オッズ比が1未満で95%信頼区間に1が含まれない事象は、35歳未満女性に比して有意に起こりにくいことを意味する。この表では、35～44歳妊婦での胎児発育不全の発生が35歳未満妊婦に比して有意に起こりにくく、35～44歳妊婦のそれ以外の事象、および45歳以上妊婦での全事象は、35歳未満妊婦に比して有意に起こりやすいことが示されている。

Grotegut CA, et al: *PLoS One* 2014; 9: e96237 より引用改変

く、男性にも存在するのは、結婚適齢期は生殖行動という生物学的な視点だけでなく、社会人としての活動からの視点も加味されるからであろう。一方、生殖適齢期は、純粋に生物学的視点のみからの適齢期であるので、加齢による影響を強く受ける女性のみに存在することになる。卵子を保存することは、生物として逃れることのできない加齢から解放され、妊娠・出産をする時期を女性の意思で決めることができるということにつながる。女性の自己決定が妊娠・出産の時期にまで真に拡張されることになる。

二つ目の利点は、女性が男性との真の平等を勝ち得ることである。この意味は、現在、男性だけが年齢に関係なく子をもうけることが可能であるが、卵子を凍結保存すれば女性も年齢と無関係に子をもうけることが可能となり、男女が真に等しくなる、ということである。しかし、社会的に見ると別の視点が存在する。現代では、あらゆる観点から男女同権が唱えられ、次々に達成されて、女性の社会進出が著しい。しかしながら、妊娠・出産は、生物学的に女性のみが経験可能な生物行動であり、そのためにさまざまな制約を受けることになる。卵子を凍結保存すると、年齢が上昇してからの妊娠・出産が可能になるので、社会において女性のみが受けてきた制約がなくなる。単に高年齢での子づくりが可能になる点での男女平等だけでなく、妊娠・出産にともなう制約から逃れることにより得られる男女平等も含まれる。もっとも、妊娠・出産そのものから女性が解放されることはない。もしも科学のさらなる発展によって、体外受精に続いてヒト胎児の完全な体外発育が可能となる時が来ると、女性が妊娠・出産からも解放されることになる。

三つ目の利点としては、年齢が上昇してから出産することにより、社会的にさまざまな面でのゆとりのある状態で育児ができることが挙げられる。しかしながら、子をもうける時の年齢があまりに高いと、育児にさまざまな支障が生じることも考えられるし、世代間の年齢差の大きいことが不都合や不健全な状態を生むことも考えられ、利点とだけ言い切れない面もあるであろう。

卵子凍結保存が社会に及ぼす懸念

卵子凍結保存を倫理的にみた場合の問題点にはどのようなものがあるであろうか。まず、回避できるにもかかわらず敢えてリスクをとる、という行為の矛盾である。ここでいうリスクとは、高年齢での出産にともなうリスク、および凍結保存という技術に潜んでいるかもしれないリスクのことである。生殖適齢期に通常の性交渉により妊娠・出産すればこのようなリスクを被る必要はない。リスクを被る必要がないのに、本人の都合で妊娠時期を遅らせ、卵子を凍結する選択をして、わざわざリスクを選び取るという行為に医学的にみて矛盾がある。この矛盾は、医学的にみて必要のない美容のための手術を受ける時に被るリスクと同類の矛盾と言える。卵子凍結保存につきまとうこれらのリスクは、通常の妊娠・出産や通常の体外受精における胚の凍結にも起こりうるものである。もっとも妊娠する機会がなく高年齢になった場合や、体外受精での妊娠率を高めるための胚凍結保存は、回避できるものではないので、行為の矛盾は存在しない。

二つ目の問題点は、不確実な期待を寄せてしまうことである。卵子を凍結保存したとしても、将来その卵子で確実に妊娠・出産できるとは限らない。卵子を凍結保存することが通院治療の目的となり、凍結保存を始めたことにより既に子どもを得たかのような幻想に陥る可能性がある。このような場合、将来もしも妊娠が成立しなかったとしたら、その落胆は計り知れない。

三つ目の問題点は、卵子凍結保存が普及した場合に女性の標準的な行動が変化する可能性のあることである。すなわち、若いうち、例えば二十歳代で卵子を採取、凍結保存し、妊娠は三十歳代や四十歳代で行なうという行動が社会においてとるべき普通の行動とみなされるようになる可能性のことである。女性の社会進出が奨励される現代では、卵子の凍結保存は、きわめて有効かつ効率的な手段と言える。女性が妊娠・出産による中断を経ることなく仕事に専念できるという観点から、卵子凍結保存に興味を示す企業もある。しかしながら、卵子を凍結保存し後から妊娠するという行為にはリスクもともない、あくまで緊急避難に類する特殊な行動である。それなのに、社会情勢が原動力となり卵子凍結保存が推進されていくとしたら、倫理的には問題である。卵子凍結保存が一般化した社会では、女性はまずはキャリア形成に邁進し、妊娠・出産・育児は後回しというライフスタイルが当たり前になるかもしれない。現在推し進められているような、妊娠・出産・育児と仕事の両立、というようなスローガンは無意味となる。そればかりか、もしも、若いうち、例えば二十歳代で妊娠・出産と仕事を両立させるよう努力する女性がいたとしても、その行為は推奨されず、卵子凍結保存を強制されてしまうかもしれない。妊娠・出産についての女性の自己決定は却って脅かされてしまうことになる。

このように、卵子を凍結保存して年齢が上昇してから妊娠することが定着すると、社会のありようを大きく変えてしまうかもしれない。

管理上のリスクマネージメント――取り違え

二〇〇九年、前年に香川県の病院での体外受精により妊娠した女性が、他の女性に対して行われた体外受精の受精卵による妊娠であることが判明したために人工妊娠中絶術を受けた、という新聞報道がなされた。この事件を契機に日産婦は、体外受精実施時に複数の医療者で胚の確認をすることなどを定めた倫理規定を、改めて呼びかけた。二〇〇二年には英国で、白人カップルが体外受精により妊娠し、双子の赤ちゃんを授かったが、赤ちゃんのうちの一人が黒人であり、取り違えが発覚したという事案が発生した。日本では、現在のところ、取り違えられた受精卵による妊娠が出産まで至ったという事案は、発生していない。

医療の現場においては、さまざまな取り違えが起こり得、それぞれに対して各医療施設はリスクマネージメントの観点から適切な防止策を講じている。医療における取り違えのうち、患者の取り違え、新生児の取り違え、検査検体の取り違えと、受精卵の取り違えを比較してみる。表7に示すように、形態から区別することができず、その対象とコミュニケーションをとることができず、また、その対象に直接目印をつけることができない、という点で、受精卵は、検査検体の取り違えと類似している。受精卵の取り違えを防ぐには、検査検体と同様に、その容器に目印をつける以外にない。

取り違えが起こった結果を比較したのが表8である。患者取り違えや検査検体取り違えがあると、多くの場合、不適切な治療につながり、患者に健康被害が生じ、比較的短期間に取り違えが発覚する。一方、受精卵の取り違えは、患者になんら健康上の被害は生じない。そのため、取り違えは発覚しないか、発覚するとしても非常に長期を要することになる。この点で、受精卵の取り違えは新生児の取り違えに似ている。しかもどちらも、本来の親子でない誤った親子関係がミスにより生じてしまう、という点で罪が大きい。現在までに日本国内で受精卵取り違えが起こり、それが出産にまで至った例はない、と述べたが、実は取り違えが起こっていても発覚していないだけなのかもしれない。

外見上の区別がつかないうえに、取り違えが発覚しにくく、結果が重大という点で、受精卵の取り違えは最も注意を要するとも言える。しかも、受精卵は、産婦人科医の一部である生殖医療担当医の下での閉じた密室空間で取り扱われる、という性質上、リスクマネージメントというオープンな議論の俎上に載って来なかった。受精卵だけでなく、未受精卵子や精子の凍結保存にともなう取り違えのリスクも同様である。

管理上のリスクマネージメント——保管トラブル

取り違えが起こることなく、患者の受精卵を正しく培養器内に保存したとしても、培養器内の温度などの条件設定のミスや停電のほか、さまざまな災害が起こる可能性がある。胚や卵子を長期にわたり凍結保存するとなると、さらに長期にわたり気象災害や地震なども含めたリスクにさらされることになる。また、液体窒素の枯渇や、人事異動による引継ぎ事項の不徹底などの人的要因によるリスクも加わる可能性がある。ある大学病院で、体外受精により得られた受精卵五個を入れた培養器の電源が切れたことにより受精卵が死滅した、という事案が二〇〇八年に発生し、その後訴訟に発展した。また、二〇一五年には、放射線治療を受ける前に精子の凍結保存を開始した男性が約十年後に保存精子の使用を病院に申し出たが、凍結精子が当該男性に無断ですでに廃棄されていた、という事案が発生し、訴訟が起こされた。このように、一旦体外に出されて保管される対象となった生理物質は、管理者の目の行き届きにくい環境にある。

表9に、医療現場において管理上発生しうるトラブルを比較して示す。輸液や生命維持装置のトラブルは、患者自身に直接つながっていることから、患者を観察することや機器のアラームにより、発覚する可能性は高い。しかしながら、胚や配偶子の凍結保存は、検査検体の保存と同様に、患者自身につながっていないために、観察する機会も少なく、気づかれにくい。検査検体の保管トラブルの場合、必ずしも患者の生命に影響が及ぶとは限らないが、胚や配偶子の保管トラブルは、生命の萌芽の死滅につながる。とくに、悪性腫瘍治療のための医学的適応による凍結保存にトラブルが発生した場合は、もう一度採取することが不可能かもしれず、いわばやり直しの利かない保存を請け負っているという事実、また何よりも生命を預かっているという重大な事実

を、医師は銘記すべきであろう。

現在の日本では、体外受精の大多数が個人経営の病医院、診療所やクリニックで行なわれている。未受精卵子の凍結保存も同様にこれらの診療所、クリニックで行なわれることが多い。長期にわたる管理が必要となる凍結保存において、現状の体制が万全と言えるのか、それぞれの施設任せにするのでなく、社会として確実な保管体制を構築することを考えていかなければならない。

表7　受精卵の取り違えは防止可能か？（他の取り違えとの比較）

	形態	意思疎通	目印
患者取り違え	個性がある 区別可能	可能な場合もある	装着可能
新生児取り違え	似ている 区別困難な場合もある	不可能	装着可能
検体取り違え	区別不可能	不可能	装着不可能*
受精卵取り違え	**区別不可能**	**不可能**	**装着不可能***

*：容器に目印をつけることにより防止するしかない。

表8　受精卵の取り違えはいかなる結果をもたらすか？（他の取り違えとの比較）

	被害の性質	発覚までの時間	実被害のないこと
患者取り違え	不要・不適切な治療 （健康被害あり）	短期	ありうる
検体取り違え	誤診、不要・不適切な治療 （健康被害あり）	比較的短期	ありうる
新生児取り違え	「人格」の入れ替わり （健康被害なし）	超長期、または 発覚せず	ない
受精卵取り違え	**「人格」の入れ替わり （健康被害なし）**	**超長期、または 発覚せず**	**ない**

表9　凍結保存の管理上のトラブル（他の医療処置との比較）

胚、配偶子保管	**患者に直結していない （超長期となりうる）**	**胚、配偶子の死滅につながる可能性あり**
検体保管	患者に直結していない （長時間となりうる）	患者の健康被害にはつながらない （再採取可能）
輸液	患者に直結している 巡回・アラームで気付く	患者の健康被害につながることがある
生命維持装置	患者に直結している 巡回・アラームで気付く	患者の死につながることがある

第5章　卵子提供

卵子提供の対象者

第三者から卵子をもらう「卵子提供」の対象となる女性は、自身の卵子による妊娠が望めない女性、である。数年来、政府で議論が進められてきた「特定生殖補助医療に関する法律の骨子」においても、特定生殖補助医療の対象者を、「医学的に夫の精子又は妻の卵子により妻が子を懐胎することができない夫婦」としている。きわめて簡潔な記述であるが、この記述を元に、対象となる女性を選択することの可能性を考えてみたい。

「自分の卵子により懐胎することができない」という文は、妊娠できない主たる理由がもっぱら本人の卵子に起因する、ということを意味している。そのことが「医学的に」明らかである女性が卵子提供を利用する者ということであろう。しかしながら、ある女性の有している卵子が「妊娠不可能」である、と明示することが可能なのであろうか。

「妊娠不可能」をどのように判断するか

ヒトの卵子は女性の卵巣で作られるが、その女性が生まれる前の胎児の時期に卵巣内でさかんに作られる。卵子が一個ずつ入った袋である卵胞の数は、胎児の時期の二十二週（妊娠二十二週）頃に最も多くなり、六百万や七百万に達するとも言われる。しかし、その後は、卵子が新たに作られることはなく、徐々に減っていくばかりである。男性の精子が精巣内で常に新たに作られているのと決定的に異なる点である。

ヒトの卵巣は思春期以降、周期的な排卵を繰り返し、また子宮は月経を繰り返す。ヒトの卵子は思春期を迎えて排卵が始まることにより、初めて妊娠可能になる。しかし、胎児期から減り続けた卵子は、この時点ですでに約四十万しか残っていない。その後は月に一個の卵子が排卵するが、同時に多くの卵胞がその中の卵子の細胞死とともに閉鎖していく。このように、加齢とともに卵子の数は加速的に減っていく。さまざまな研究から、卵子の数の減少は、三十歳代後半から減少の速度が増すことが知られている[(1)(2)]。それを反映するように、体外受精における妊娠率の低下も三十歳代後半から進行し、四十歳を超えると顕著になる。妊娠率の低下と対照的に上昇するのが、流産率である（三十三ページ図4）。すべての卵子は、その女性が生まれる前に作られたものであるので、女性の加齢とともに、いわゆる卵子の加齢も進んでいく。卵子の加齢は、妊娠率の低下を引き起こすだけでなく、流産率上昇の原因にもなっている。

卵巣内に残っている卵胞の数と、その中の卵子の質を正確に診断する検査法があれば、その女性の妊孕能を推定することが可能であるが、現実にはこれらを正しく診断する検査や方法は存在しない。女性は加齢とともに妊孕能が低下するとは言っても、その変化がすべての女性で一様に起こるわけではない。四十歳で妊娠が難しい状態になる女性があるかと思えば、四十五歳を過ぎても正常に妊娠する女性もいる。産婦人科医は、血液中のホルモンや生理活性物質を測定したり、超音波検査により卵巣の画像を写し出すことにより、その女性の妊孕能を推定して、治療に役立てている。しかしながら、残念なことに正確な診断には程遠い。これらの不完全な診断法によって、不妊治療の手段を選択することになる。本人の卵子を用いた体外受精を行う限りでは、やや不正確な根拠で治療手段を選択するのもやむを得ないが、卵子提供を受けるか否かの決定の根拠となると、不正確な診断では心許ない。本人自身の卵子での妊娠が可能であるかもしれないのに、卵子提供を進めることになりかねないからである。

現実には、本人の卵子で「妊娠不可能」と正しく診断するのは容易ではない。しかしながら、治療に臨んでいる女性にとっては、確実に妊娠することを望んでいるのであるから、ある程度年齢の高い女性に対しては、卵子提供へと進んでしまいがちなのである。第2章のシミュレーションのB子の例もこのような背景に基づき、四十歳を超えていることから自然妊娠が困難であり、早く妊娠を成立させるには卵子提供が必要と判断されたものである。

このように、真に卵子提供を必要とする女性を正しく選択するのは容易ではなく、多くの場合、卵子提供でなくても妊娠可能である女性を含めて、対象女性はやや広めに設定されるであろう。とくにある程度年齢の高い女性に対しては、早く妊娠成立に達するために、年齢が高いことだけを理由として、積極的に卵子提供が試みられる可能性がある。今後進行する高年齢社会において、卵子凍結保存と並んで、卵子提供もますます脚光を浴びていくかもしれない。

完全な他人となる胎児は医学的にみてリスク

卵子提供では、胎児は、母体からみて遺伝的な共通点のない、完全な他人となる。通常の妊娠であれば、卵子は本人のものであるから、母体との遺伝的な共通点を有しており、胎児はいわば「半自己」の状態である。ところが、精子だけでなく卵子も他の人間に由来する卵子提供では、母体にとっての胎児は「非自己」の状態となる。

妊娠中に母体の胎内で異物と認識されるはずの胎児が九か月以上も母体に拒絶されずに存在しえるためには異物である胎児を拒絶しないしくみが必要である。このような胎児を異物と認識しないしくみを「免疫寛容」という。胎児に対する免疫寛容が機能しても、妊娠中は母体による拒絶反応が起こり、軽いものではつわりとして表れ、重いものでは妊娠高血圧症候群（旧称：妊娠中毒症）が発症する。妊娠高血圧症候群を発症すると、母児ともに危険な状態になることも少なくない。「半自己」の胎児を妊娠する正常の妊娠でも、母体の拒絶反応が起こるのに、まして「非自己」の胎児を妊娠する卵子提供妊娠では、母体の拒絶反応は強く起こる。その結果、胎児は胎児発育不全となり、出生時の体重が小さい低出生体重児となりやすい。

妊娠高血圧症候群以外にも、母児を結ぶ胎盤の構築に異常が生じ、その結果、妊娠中や出産後に大量の出血が起こることも、卵子提供妊娠にともなうリスクとして挙げられている。これも、母体と遺伝的なつながりのない卵子による妊娠であることが原因とみられている。

妊娠高血圧症候群は、妊婦の年齢が高くなると頻度が高くなる。卵子提供妊娠では妊婦の年齢が高いことが多く、妊娠高血圧症候群を発症するリスクは、胎児が「非自己」であるという要因に、高年齢という要因が加わることになり、さらに重症化することになる。また、妊娠高血圧症候群以外にも、妊婦の年齢が高いために起こりやすい妊娠中の異常や合併症があるが、そのために胎児に影響が及ぶこともあり、中には卵子提供であることによりさらにリスクが増すものもある。すでに卵子提供妊娠の歴史が長い欧米では、卵子提供妊娠にかかわるこれらのリスクについての研究データは豊富に示されている[(3)―(16)]。

卵子提供には、提供者から卵子を採取する「採卵」の手技にもリスクが存在する。採卵に伴うリスクの一つに異常出血がある。採卵時には超音波画像を見ながら膣壁から針を刺して卵巣に到達させ、卵胞内の液とともに卵子を吸引採取するのが一般的であるが、稀に穿刺部の膣壁からの外出血および腹腔内への内出血が多量となることがある。外出血が百ミリリットル以上となる頻度が〇・八パーセント、腹腔内出血を起こす頻度が〇・〇七〜〇・〇八パーセントという報告があり、多量の出血に対し開腹手術を要することもありうる。また、採卵後に骨盤内の感染症が起こることもあり、その頻度は〇・二〜〇・六パーセントと報告されている[(17)(18)]。そのほか、使用する培養液成分によるとみられるアナフィラキシーショックや、麻酔に伴う事故がリスクとして挙げられる。また、採卵前に排卵誘発のための薬剤を用いて卵巣刺激を行う場合には、卵巣過剰刺激症候群発症のリスクも存在しうる。これらのリスクは、妊娠・分娩に伴うリスクとは異なり、妊娠する女性すなわち母親となる予定の女性ではなく、卵子の提供者となる女性についてのものであり、協力者である第三者がリスクを負うことになる。

提供者はどのように集められるか

卵子提供が行われる理由が、本人自身の卵子での妊娠が不可能と考えられることであるから、卵子の提供者は、その人の卵子を用いての妊娠が可能であることが、最も重要な要件となる。すなわち、女性が年齢とともに卵子も加齢し妊娠しにくくなることを考慮すると、若い女性が提供者となることが絶対的な条件となる。この点は、加齢の影響を受けにくい精子の場合と大きく異なる。提供者となることが容認されうる具体的な年齢を示すことは難しいが、三十歳代後半から卵子数が減っていくとする研究データや、四十歳頃から流産率の上昇が顕著となることなどが参考となる。

提供者を匿名とするか否かは、精子提供の場合と同様に重要な検討課題である。現在日本国内で行われている精子提供人工授精（ＡＩＤ）の場合は、提供者を匿名とすることが要件と定められているので、卵子提供においても日本では匿名とすることが考えられる。提供者側からみると、卵子提供を受ける女性が赤の他人であり、誰なのかはわからない、ということである。しかしながら、精子提供の場合と異なり、提供者は採卵という医療行為を受ける必要があり、そこにはわずかとはいえ、身体的リスクもともなう。そのような卵子提供行為を単なる善意から進んで行う女性が現われるであろうか。いきおい、善意に基づく卵子の提供者として考慮されうるのは、親族や知人ということになりがちである。依頼者の姉妹や親友に白羽の矢が立つことになる。そのような状況下では、提供者と擬せられる女性に対して、提供者となることへの周囲からの働きかけや無言の圧力が加わることが考えられる。この状態は、ある種のパワーハラスメントともみなしうるのではなかろうか。

提供者の匿名性を担保したうえで卵子を提供する女性を確保するためには、提供者の女性に対しある程度の報酬を支払う卵子バンクとも呼べるようなビジネスモデルを構築するしかないであろう。そこでは、提供者は必ずしも善意から卵子を提供するとは限らず、収入を得ることを目的とする女性が出現する可能性は十分に考えられる。精子も含めた配偶子提供の行為全体が商行為へと発展し、いわば生殖ビジネスとして広がっていくのである。

そのような生殖ビジネスにおいては、匿名性は担保されるとは言っても、はたしてこの匿名性とは、その文字の表すとおりに、提供者の名前だけが伏せられていればよいのか、提供者の名前以外のさまざまな属性はどこまで伏せられるべきか、また開示すべきなのか、議論すべき課題は多い。

しかしそもそも卵子提供において、提供者の匿名性は担保されるべきものなのか否か、その点も明確になっているわけではない。卵子提供の提供者が匿名であることを前提としたのは、日本国内で長年にわたって行われてきたＡＩＤにおける匿名の原則を踏襲しているに過ぎない。そのＡＩＤを含め、配偶子提供の提供者を匿名とするか否かについては、近年さまざまな議論が戦わされているところである。この点については、精子提供の章で述べる。

需給バランスの不均衡と公的管理

卵子提供では、卵子の提供を受け妊娠する依頼女性だけでなく、卵子の提供者にも身体的リスクがともなう。精子提供と異なり、他人のために卵子を提供する女性は多くはないであろう。一方、妊娠する女性の年齢がますます高くなっている現代社会においては、卵子提供に望みを託す女性が増えていく可能性が高い。卵子の需要に比べてその供給が不足する状態の中では、善意に基づく提供を期待するのは難しく、相応の報酬を前提とした商行為へと進んでいくかもしれない。また、一人の女性に由来する卵子を、多くの依頼女性が提供を受けることにつながる可能性も考えられる。同じ女性から供給された卵子から生まれる子どもが他の多くの家庭に散らばって存在する、という状況は健全とはいえない。優生思想に基づいた卵子提供が行われる可能性もある（第11章参照）。

卵子提供を公式に認め、実施体制を構築していくならば、この点に留意しておく必要があるだろう。懸念される点を少しでも払拭するためには、提供される卵子の管理を個々の生殖医療実施施設任せにするのでなく、公的な機関に集約することが望ましい。これは、精子提供についても同様である。現在、検討されているたたき台は、長年ＡＩＤを行ってきた大学病院の方法をベースにしているため、自由で建設的な議論が進まない状況になっている。

第6章　精子提供

日本における精子提供・ＡＩＤ

日本では、ＡＩＤ（artificial insemination with donor's semen）という形での精子提供が一九四九年から続けられている。ＡＩＤとは、提供者の精子を用いた人工授精である。人工授精とは、単に精子を含んでいる精液を女性の子宮内に細い管を用いて送り込むだけであるので、体外受精が開発されるよりもはるかに前から世界諸国で行われてきた。他者から提供された精液を使うという違いだけで、夫婦間の人工授精の延長線上にあるＡＩＤも、海外では体外受精以前に行われていた。日本でのＡＩＤは、一部の大学病院が検討を重ねたうえで、一九四九年に初めて行われた。一九六〇年代には、人工授精の是非を問う形で社会問題にもなっていたが、この時代に世間で問題視されていた「人工授精」というのは、夫婦間人工授精ではなくＡＩＤのことである。そのような背景があることが影響しているためか、日本でのその後のＡＩＤは、ごく一部の施設だけで、表に出ない形で行われており、実施に際しての手続きや手技はほとんど明らかにされていない。産婦人科医でもその実態を知るものは少ない。

日本産科婦人科学会（日産婦）は、ＡＩＤについての見解を提示し、実施施設の審査や症例の登録を行っている。ただし、日産婦がＡＩＤについての見解を定めたのは一九九七年になって初めてであり、それまでの四十年以上については、公式な記録は残っていない。一九八三年に初めて体外受精が行われ、先進的な不妊治療に関わる見解の策定と症例登録を開始するにあたって、すでに行われていたＡＩＤについても学会見解が必要になったことから、いわば後付けで策定されたものであった。日本では、精子・卵子のどちらも他者から提供を受けて行う体外受精を公式に容認する体制にはなっていないことから、ＡＩＤは認められているのに、提供精子による体外受精は認められていない、という矛盾した状況になっている。

ＡＩＤで生まれた子どもの出現

一九五〇〜一九六〇年代に社会問題となって以降、話題にされることもなく、ひっそりと続けられてきたＡＩＤであるが、次に世間の耳目を集めることになる契機は、ＡＩＤで生まれた子どもの真の遺伝上の父親を知りたい、という二〇〇三年頃の訴えであった。

科学の進歩は遺伝学の発展を促し、遺伝子であるＤＮＡの高い精度での分析を可能とした。この技術は、犯罪捜査などさまざまな場面で社会に便益を与えているが、親子鑑定についても、ほぼ完全な鑑定ができるようになった。このような背景の下、ＡＩＤで生まれた子どもが成人した後に、父と自分の遺伝子検査を行う機会があり、父と自分に遺伝的つながりのないことを知ることになった。従来、そして現在でも、ＡＩＤを行う施設では、提供者の血液型を依頼夫婦の夫の血液型と合わせるなどの配慮を行ってはいるが、現在の技術をもってすれば、育ててくれた父と子どもの間に遺伝的つながりがないことは正確に証明されてしまうのである。このような、子どもに真実を告げずに、いわば騙し続けるような取り扱いが適切なのか、日本国内で、にわかに問題視されるようになった。

ＡＩＤで生まれた子どもの訴え

筆者は、ＡＩＤで生まれた子どもから直に意見を聞く意見交換会に出席したことがあるが、彼らの抱く心の葛藤は、容易に想像できるものではない。ＡＩＤで生まれた「子ども」とはいえ、彼らは当然成人であり、三十歳代や四十歳代であった。彼らの抱える葛藤は、概ね次の三点に集約される。

まず、育ててくれた両親がそれまでの間、真実を隠し続けてきたことに対する、不信感が生じることである。生まれた時から生物学上の事実として結ばれ、数十年にわたって培われてきたはずの親子の絆が、一度に崩れるのである。その状態から、再び親子としての信頼関係を構築するのには、ジレンマに立った新たな努力が必要となるであろう。彼らの中には、それまでの両親の自分に対する態度の中にギクシャクしたものを感じていたが、ＡＩＤの事実を知り父親が真の遺伝上の父でないことを知った時に、その理由がわかった、と吐露する者もいた。育ててきた両親もＡＩＤを行ったことに対する相応の後ろめたさを感じていたことを窺わせる発言である。また、子どもが自分がＡＩＤで生まれたことを知って両親を責めたことによって、その両親は肩の荷が下りた、との発言も聞かれた。子どもに隠し続けることにともなうストレスから両親が解放されたのであろう。日本で行われてきたＡＩＤが、その親子を含めた当事者に対しいかに大きな苦難を強いてきたか、当事者でない者には容易に想像できない。

次に聞かれたことは、アイデンティティの喪失とも呼ぶべき葛藤である。自分がＡＩＤにより生まれたことを知ったことにより、自分を構成するルーツのうちの半分は不明であることがはっきりする。ＡＩＤで提供される精子は匿名ということになっているから、その精子がどこの誰のものかわからない、ということになる。匿名という扱いで形式的にやり取りされる提供者の精子は、人工授精という器械を使った技術を介して受精へとたどり着く。ここで使用される無名の精子は、まるで子どもを作り出すための部品のようだ。そのような部品が自分の半分を構成しているとしたら、単に個としてのアイデンティティの喪失というだけでなく、人としてのアイデンティティさえ備えているか疑わしくなる。世の中には、両親のうちの父親が知れないという人も存在する。たしかにそのような場合も父親は不明であるが、人工授精という技術を介していない限り、血の通った生物としての確かな営みを通じて生まれてきたはずであり、ＡＩＤの場合とは異なる。

三つ目の葛藤は、父親が不明であることから、自分の生物学的属性が不明であることである。

子どもは、父親に似ている部分や母親に似ている部分があり、それらを通じて両親からの遺伝を実感するものであるが、そのうちの一方がないことから、自分のルーツの半分がわからないことによる不安が生じる。二番目の葛藤と異なり、今度は精子が部品ではなく、生物としての特性を持っている。だから、自分や両親も知らない遺伝上の特徴や疾患などが出現することも気にかかる。また、提供者の精子は、どこか他所でもＡＩＤに使用されたり、あるいは提供者自身が家庭で子どもを作っているかもしれない。自分の知らない遺伝上の兄弟姉妹との間で、知らず知らずのうちに近親婚をすることになるかもしれない、というような漠然とした不安に駆られることにもなる。実際には、近親婚の確率などは無視しうるほど小さいとされているが、当事者の立場に立った場合には、無視することはできないであろう。理論とは無関係であり、確率は低いから心配ないとして済ますのは無責任である。

このようなＡＩＤで生まれた子どもの抱く葛藤に対し、ＡＩＤによらない自然の生殖行動においても父親が知れない子どももあるではないか、ＡＩＤの場合をことさらに強調するのは適切でない、とする反論も聞かれる。しかしながら、ＡＩＤには人工授精という技術が使われたということだけでなく、そこに医師も介在して、いわば依頼者夫婦と医師が協力して生まれてくる子どもをだまし続けるという構図が明白であり、自然の生殖行動によるものと同列に語ることはできない。

遺伝的親を知る権利

子どもの有する遺伝的親を知る権利について、欧米では早くから議論が進み、一九八九年の国連総会において採択された子どもの権利条約の中で、子どもはできるかぎりその父母を知り、かつその父母によって養育される権利を有する、と謳われている。欧米の多くの国は、この条約を受けて、それぞれの国の法律で、子どもの遺伝的親を知る権利を保障している。スウェーデンは最も早く、条約制定前の一九八四年には、同趣旨の法律を制定している。

子どもの遺伝的親を知る権利の行使といっても、子どもに知らせる内容にさまざまな段階のものが考えられる。その子がＡＩＤで生まれた、という事実のみを知らせること、提供者の遺伝的情報や生物学的属性を知らせること、社会的属性を知らせること、提供者の氏名を含む個人情報を知らせることである。しかし、子どもが遺伝的親を知る権利を行使する前提として、その子がＡＩＤで生まれたことが本人に告知されなければ、権利を行使することはできない。日本で長くＡＩＤを手掛けてきた中心的な施設が、親が子どもにＡＩＤの事実を告知するか否かを調査した研究で、近年では告知する傾向が強まっているとする結果を報告している。しかしこの結果は、ＡＩＤを受ける前の段階での夫婦への聞き取り調査であり、ＡＩＤを受けた後、さらに子どもが生まれた後、子どもが成長した後まで、親から子どもへの告知の意思が継続するかは、わからない。

日本では、一九九四年に子どもの権利条約が批准されたが、ＡＩＤの子どもについての議論は進まなかった。ＡＩＤで生まれた子どもが声を上げたことによって、ようやく日本でも遺伝的親を子どもに知らせるべきか否か議論されるようになった。二〇〇三年の厚生科学審議会の報告書で、初めてＡＩＤで生まれた子どもの遺伝的親の個人情報までを知る権利を認める記述が登場した。しかし、その前提となる、ＡＩＤを行ったことを知らせる親から子への告知を促す記述はみられない。その後、公的な議論を通じてのこの点に関する進展はみられない。

精子提供の対象者

子どもを欲しいと願う夫婦で、夫側に不妊の原因があるものが精子提供の対象となる。男性側の原因として挙げられるものには、乏精子症、精子無力症、無精子症という精子の数や運動性の異常があり、ほかに射精障害、逆行性射精などがある。これらのうち、無精子症を除くと、体外受精とそれに続く顕微授精の開発により、現在ではほぼ克服されている。顕微授精により、ただ一個の精子を卵子に直接注入して受精させることが可能だからである。

無精子症には、閉塞性無精子症と非閉塞性無精子症がある。閉塞性無精子症は、外科的に精路再建術という手術を行うことにより、正常化が期待される。再建され正常化した精路を通じて、通常の性交渉により妊娠することが可能となる。精路再建術を行わなくても、精巣内精子抽出術（testicular sperm extraction: TESE）により精子を採取し、顕微授精を行うこともできる。

非閉塞性無精子症の多くは先天性である。非閉塞性無精子症の男性は、造精機能（精子を作る機能）に関与する遺伝子について、変異や欠失など何らかの異常を有している可能性が高いと考えられているが、十分に解明されてはいない。これらの非閉塞性無精子症男性に対しても、顕微鏡下精巣内精子抽出術（microdissection TESE: MD-TESE）を行うことにより、精子の採取が可能となり[(1)]、従来のＴＥＳＥと同等の精子採取率が報告されている[(2)]。採取された精子を用いれば、顕微授精を行うことが可能である。このように、過去に精子提供を受ける対象とみなされていた男性不妊の多くは、現在の技術によって克服されている。

現在、精子提供を受ける対象者とみなされるのは、上記のような手段を尽くしても精子を得ることができない例や、たとえ精子が得られても、顕微授精が成功しない例に限られる。しかしながら、現実には、男性側に要因のあるカップルのすべてが上に述べた手段を尽くした後に精子提供へと移行するとは限らない。筆者は、男性不妊の治療を担当する泌尿器科医の、ＡＩＤを受けたが妊娠しないのでＴＥＳＥを依頼する、との理由で受診するカップルがいるが、ＡＩＤとＴＥＳＥの順序が逆である、という意見を聞いたことがある。

ＡＩＤを受けた夫婦のその後

ＡＩＤにより子どもを得た夫婦がその後円満な家庭を築いているかに関する情報や研究の類は少ない。ＡＩＤにより子どもを得た夫婦が離婚に至ったという話を耳にすることがあるが、一般の離婚の比率に比してこのような夫婦での離婚が多いのか否かは不明である。提供された精子に由来する子どもは、妻とのみ遺伝的つながりがあり、夫とのつながりがない、ということがこのような類推が生じる理由と思われる。血縁からみると、子どもがいわゆる「子はかすがい」の状態になっていないのである。

この点では卵子提供を受けた妻も同様の状態である。しかし、卵子提供の場合は、子どもが妻と遺伝的つながりがないとはいうものの、妻には十か月間自分の子宮で育てたというつながりができ、さらにそのつながりを通じて、母体の変化や母性の目覚めが起こる。妊娠を通じて育児へと続く母児の絆は、血縁に匹敵するか、あるいはそれ以上のものかもしれない。

このように考えてみると、どちらか一方からのみの遺伝子を引き継ぐ配偶子提供、すなわち精子提供および卵子提供という手段は、夫婦の間や夫婦それぞれの両親までを含めた家庭環境に微妙な波風を立てる可能性がある。夫婦のどちらにも偏らない中立的な手段という観点からみると、むしろ夫婦のどちらとも血縁のない胚提供のほうが優れているかもしれない。養子縁組による子づくりも同様に中立的で望ましいということになる。

いずれにしろ、この点に関し実際に観察した研究は何もない。

提供者はどう集められるか

精子提供が行われる理由が、夫の精子での妊娠が不可能と考えられることであるから、精子の提供者は、その人の精子を用いての依頼女性の妊娠が可能であることが、最も重要な要件となる。

卵子と異なり、精子は、簡単な検査により妊娠に導くことが可能か否かを診断できる。一般に、精液の一ミリリットル中の精子の濃度、全精子中の運動している精子の比率とその運動のしかた、つまり活発に動いているか否か、ということ、および、必ず一定の比率で存在する奇形精子の比率である。また、過去に他の女性との間に子をもうけた経験のある男性ならば、多くの場合、可能性ありとみなしうる。卵子と異なり精子は常に生成されているので、加齢による影響はうけにくい。すなわち、年齢にかかわらず、上記の精液に関する検査が良好であれば、提供者となることが可能である。

提供者を匿名とするか否かは、卵子提供の場合と同様に重要な検討課題である。現在日本国内で行われているＡＩＤは、提供者を匿名とすることが要件と定められている。卵子提供と異なり、精子提供では提供者にはなんらリスクが存在しないので、リスクを理由として提供を躊躇することはないであろう。そのような状況下で、どのような方法で提供者を募るか、ということが検討されるべきである。提供者に匿名という条件が示されているにもかかわらず、血縁を重視し、夫の父親や兄弟からの提供を望む例があるかもしれない。そのようなＡＩＤが行われると、家系内での血縁関係が複雑となり、その歪みを背負うのは生まれてくる子ども自身となる。妻もこのようなＡＩＤは心情的に受け入れにくいのではないか。卵子提供の場合と同様に、精子提供を強要するなどのパワーハラスメントが生じる可能性もある。

日本でＡＩＤを実施してきた施設は、その施設と関連する大学の医学生を中心に精子を集めているとされてきた。学生に対して教官や先輩が精子提供を要請するという手法は、提供者の自由意思が確保されているかの点でパワーハラスメントとみなすことも可能であろう。また、そもそも精子提供者を学生から募るということの是非が問題である。精子を提供することの意義を二十歳前後の独身学生がどの程度認識しているかという点できわめて不適切で不健全な状況とみなすことができる。後に結婚し、家庭をもつに至った提供者が、学生の時に精子を提供したことによって、自身の遺伝子を受け継ぐ何人かの子どもがどこかで暮らしているかもしれない、という現実に思い至った時に、後悔の念がないのかなど、懸念される問題点は大きい。現在は提供者が匿名とされているので、提供者はその後の調査対象にもなりえず、提供者に焦点を当てた調査を行なう手段はない。生まれてくる子の遺伝情報の半分を担い、卵子と共同で人体を形成する、まさに生命の萌芽とも言える精子であるのに、まるで女性が妊娠するために必要なツール、一つの部品に過ぎないかのような扱いである。これらの点について、ＡＩＤは、古く一九六〇年代には社会的に問題視されていた。

日本において、ＡＩＤはすでに長い歴史があるものの、特定の施設においてほぼ独占的に行われてきたために、この点に関する自由で有意義な議論が展開されない状況となっている。筆者は、子の遺伝的父親を知る権利を認める観点から提供者の匿名性確保に一定の制限を設け、子どもが成人になるとともに提供者が開示される道を開くことが必要と考えている。同時に、ＡＩＤの依頼夫婦に対しては提供者の情報を秘匿しておくことが重要と考えられ、だから子どもが成人する時点を待って子どもに対して初めて開示するのである。つまり、提供者は依頼夫婦に対しては匿名であるけれども、生まれた子どもに対しては匿名であり続けることはできない。精子が、生まれた子どもの身体だけでなく精神を含む全人格を形成する生命の萌芽であり、単なるツールではないことを直視し、一個の精子にそれを生命とみなす扱いをする必要がある。生まれてくる子どもの尊厳こそが最も重視されるべきである。精子提供者を集めるにあたっては、子どもが成人するとともに子どもに対しては提供者の情報が開示されることをあらかじめ知らせ、了解を得ておく必要がある。それだけの重い決断をするために、提供者は十分な年齢に達した男性で、既婚、かつすでに自身の子どもをもつ者が適している。しかし、ＡＩＤを実施してきた施設は、匿名性が確保されないと提供者が減る、という本末転倒の理論を展開する。

子どもを欲する夫婦と精子提供者は、本人の自己決定によって精子提供の行為へと進む。一方、生まれてくる子どもは自己によって決定する選択肢はなく、いわば生まれさせられる存在である。この点を考慮すると、生まれてくる子どもの権利や立場は、親となる夫婦と精子提供者の権利に優先して尊重され守られるべきものである。この技術が医師が介在する医療行為として行われるからには、その行為は、生まれた子どもが希望に応じてその遺伝的親を特定する情報に接することができ、親とともに真に幸せを感じることができるような、まっとうな行為でなければならない。現在行われている、子どもに真実を知らせずに隠し通そうとするやり方は、親が感染症の危険を感じずにいられるという利点があるだけで、子どもにとっては、医師を介さないインターネットなどの精子の取引となんら違いがない。

公的管理

精子提供の実施体制を構築していくうえでは、提供者の情報の管理、生まれた子どもへの情報開示の体制を整えることが最も重要な点といってよい。また、一人の提供者に由来する精子の提供を、多くの女性が受けることも考えられる。同じ男性から供給された精子から生まれる子どもが他の多くの家庭に散らばって存在する、という状況は健全とはいえない。優生思想に基づいた精子提供が行われる可能性もある（第11章参照）。

子どもへの情報開示体制を実現し、ＡＩＤだけでなく、体外受精も含む精子提供を適切な方法で運用していくためには、提供される精子の管理を個々の生殖医療実施施設任せにするのでなく、公的な機関に集約することが望ましい。これは、卵子提供についても同様である。公的機関の関与により、現在のＡＩＤのように子どもを欲する夫婦だけの思いに偏った運用から、夫婦と子どもの双方が等しく恩恵を享受し、そして提供者の権利、精子の生物学的意義も守られることになるであろう。

技術的には容易なＡＩＤ

ＡＩＤの対象となるカップルは男性側に不妊の原因があり、多くの例で女性側に不妊の原因はない。女性側に不妊の原因がない場合には体外受精の必要はなく、精子を子宮内に送り込むだけの人工授精で十分である。男性側の精子に不妊原因が存在するので、精子の提供を受けることになる。このような場合、提供された精子は必ずしも子宮内への注入でなく、膣内への注入であっても排卵の時期に合っていれば、妊娠の成立は可能である。膣内への注入であれば、特殊な器具は必要としない。したがって、医師の手を介さず行うことも可能である。現代では、インターネットを介した精子の提供や売買が横行しているとされ、この点も社会問題となっている。個人で行うこのような人工授精では、精子の感染症のスクリーニングが行われていないことに注意しなければならない。

しかしながら、通常の性交渉によって妊娠に至る場合に感染症のスクリーニングが行われないのが通例であることを考えると、人工授精に医師の手が介在していることの安心感を得ることと、インターネットなどの通信手段を使用することの怪しさや後ろめたさから逃れることこそが、当事者カップルまたは女性にとっての、医師の下でＡＩＤを受けることの唯一の利点なのかもしれない。医師の手を介して行われるＡＩＤが、依頼する夫婦にとって、医師の手を介さず行われる精子提供と比較して実質的な効用がないのであれば、ＡＩＤが医師の下で行われることの意義を、依頼する夫婦の側に求めるのでなく、生まれてくる子の福祉に見出す以外にない。すなわち、生まれてくる子が希望に応じて遺伝上の真の父親を特定する情報に接することができる体制を、確かに構築することである。

第7章　代理懐胎

代理懐胎の対象者

代理懐胎の対象となる女性は、子宮のない女性である。これには先天性に子宮を欠損する場合と、なんらかの疾患の治療のために手術で子宮を摘出した場合がある。しかし、子宮のない女性だけでなく、子宮があるのに代理懐胎の対象となる女性も存在する。

欧州ヒト生殖医学会（European Society of Human Reproduction and Embryology: ESHRE）は子宮のない女性を、代理懐胎の absolute indication（絶対的適応）と呼んでいる。[1] それに対して、子宮を有していて代理懐胎の適応とみなしうる女性を、ESHRE は relative indication（相対的適応）と呼んでいる（「適応」については第1章用語解説参照）。

代理懐胎の相対的適応

子宮を有するのに妊娠不可能と推定されるものが、相対的適応となる。例を挙げると、子宮内の手術や子宮の感染症のために子宮内に広範囲の癒着があり、受精卵の着床が不可能と考えられるものや、体外受精に至るまでの不妊治療を尽くしても妊娠が成立しないもののうち、体外受精手技により受精、卵割、胚盤胞形成が認められることから、着床過程以降に異常があると推定されるもの、などである。これらの例が真に妊娠不可能であるかは明確ではなく、あくまで妊娠不可能と推定されるものである。適応の判断基準は曖昧であり、だから相対的適応と呼ばれるのである。

次に、妊娠することは可能と考えられるが、妊娠した場合に母体、胎児の一方またはその両方の生命がきわめて危険な状態に陥る可能性があると推定されるものが、相対的適応となりうる。一つの例は、複数回の開腹手術、中でも子宮筋腫核出や帝王切開など子宮への切開をともなう手術の既往があり、妊娠により子宮破裂などを起こす可能性のあるもの、または起こした既往のあるものである。子宮破裂を起こした場合、胎児の救命が困難である場合が少なくなく、また母体にも生命の危険が及ぶことがある。

もう一つの例は、母体が重篤な疾患に罹患していて、妊娠することがその疾患の悪化を招く場合である。心疾患や全身性エリテマトーデス（systemic lupus erythematosus: SLE）には、妊娠許可条件が設定されている。これらの疾患で、妊娠することによりその疾患が悪化し、生命の危険に陥ることを避けるための条件である。妊娠許可条件を満たしていない女性が妊娠した場合であっても、十分な妊娠管理と治療を尽くすことは言うまでもないが、症例によっては、妊娠途中での妊娠中絶術を選択せざるを得ない状態になることもある。また、たとえ妊娠許可条件を満たしている女性であっても、妊娠中に原疾患の病勢の急激な悪化を起こし、想定外の結果に終わることもありうる。代理懐胎が容認されている社会では、このような疾患をもつ女性に対しては、代理懐胎が勧められる可能性がある。腎臓の疾患も同様である。腎臓は妊娠の維持にきわめて重要な臓器であるが、さまざまな基礎疾患により腎機能障害を来たしている女性にとって妊娠は大きな負荷となる。既に腎不全となり透析を受けている場合、透析を受けながら妊娠を継続してもその管理は困難で、生児を得る確率は低いとされている。

このように妊娠することにより母児の生命が危険な状態となるものは代理懐胎の相対的適応となる。この考え方は、解釈を拡大すれば、罹患している疾患が重篤でなくても、妊娠することによって病勢が悪化する可能性のある疾患（心疾患、糖尿病など）に罹患している場合には、母体の健康状態を考慮して代理懐胎の相対的適応とみなすことも可能となる。また、高年齢妊娠において妊産婦死亡など母体のリスクが高まることを考慮すれば、比較的高年齢で妊娠を望む女性も代理懐胎の相対的適応があるとみなすことも可能である。

妊娠しても流産を繰り返すなどして生児の得られない例を不育症というが、これには染色体異常など配偶子に原因のあるもののほか、母体に原因のあるものや原因不明のものもある。このうち、配偶子の原因が明らかであるもの以外を代理懐胎の相対的適応とみなす考え方もある。

このように代理懐胎の適応となる対象者には、絶対的適応だけでなく相対的適応も存在し、単純ではない。Brinsden らの、三十七例の代理懐胎症例について代理懐胎を受けた理由を調べた報告では、三分の一にあたる十三例が、相対的適応による代理懐胎であった（図11）[2]。相対的適応の女性を代理懐胎の対象とみなしうるかについては、個々の例に対して担当医が判断を下すことになり、その境界は曖昧なものとなる。ESHRE Task Force の報告では、代理懐胎を行う場合に相対的適応を対象者とすることには慎重を要する、と述べられている。[1]しかし、仮に代理懐胎の適応を絶対的適応に限るとした場合、相対的適応を代理懐胎の適応とみなさないことに対して、その理由を合理的に説明することは難しい。

対象者の拡張

代理懐胎の対象者には、絶対的適応と相対的適応が存在する。子宮を有さない絶対的適応の女性が対象者となることには論を俟たない。子宮を有する相対的適応の女性も実質的に自身での妊娠が不可能なのであるから、代理懐胎の対象者から除外するのは理に背いている。したがって代理懐胎を容認している国や地域では、絶対的適応と相対的適応の両者を代理懐胎の対象としている。ところが、相対的適応の女性に対する代理懐胎は、女性の希望に医師が応じる形で行われることも起こっており、その中には、自身での妊娠を回避して、自分の子を他人に産んでもらう、いわば便宜的利用と言うべき代理懐胎もありうる。また、男性同性愛カップルや男性シングルの依頼者が女性の代理母に報酬を支払って自分の子を産んでもらうことも実際に起こっている。代理母は約十か月の間自分の子宮を依頼者に貸し、その中で依頼者の子どもを育てることになる。

図11　代理懐胎対象者の適応別比率

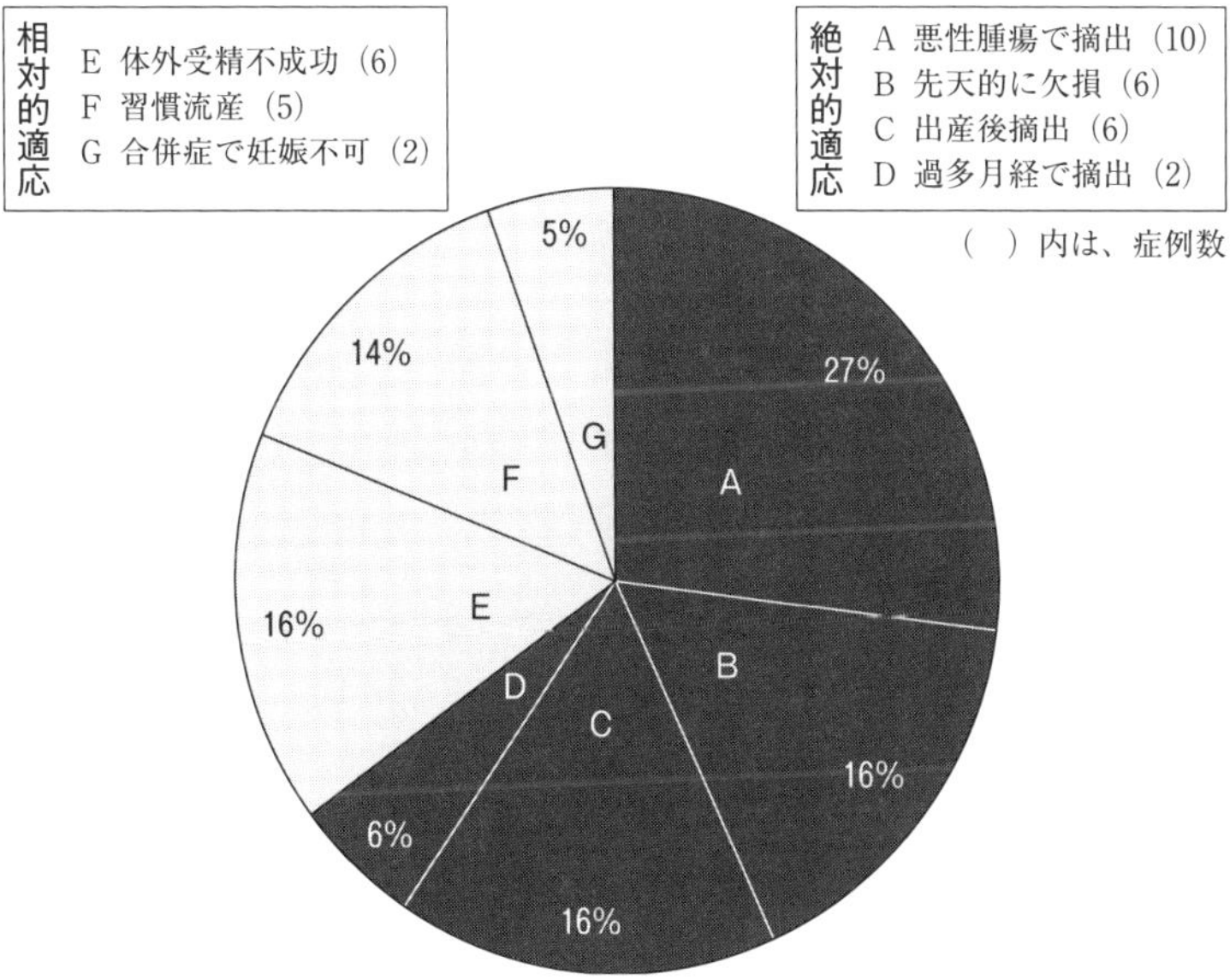

Bourn Hall Clinic（英国）で行われた37例の代理懐胎例を、代理懐胎を受けた理由（適応）で分類して、比率を表示した。
Brinsden PR: *Hum Reprod Update* 2003; 9:483 より引用改変

妊娠することによって自分の行動に制約を受ける代理母に支払われる報酬は、決して安いものではなく、ビジネスとして成り立ちやすい。日本人男性がタイで数人の代理母に依頼して、自分の精子に由来する子を複数産ませた事件も記憶に遠くない。

子宮の疾患への治療はどう変わるか？

代理懐胎が容認され、その対象者が定められると、産婦人科医が担当する子宮の疾患への治療法が影響を受ける可能性がある。仮に子宮を有しない絶対的適応の女性だけが代理懐胎の対象者とみなされたとしよう。子宮頸癌など悪性腫瘍の治療で手術を行う場合の標準術式は子宮全摘であるので、手術後の女性は代理懐胎の対象者とみなされることになる。問題は、子宮筋腫などの良性疾患の場合である。

若い女性や、子どもを産む可能性を残したい女性に対して手術を行う場合は、子宮筋腫の部分だけを摘出（これを核出という）して、子宮自体が残り妊娠が可能になるようにする。多くの場合、残った子宮で妊娠して、大きな障害もなく出産へと至る。しかし、中には、多くの子宮筋腫を摘出したために妊娠成立が困難になったり、妊娠しても母児の生命が危険な状態になることがある。このような場合に、もしも絶対的適応だけが代理懐胎の適応であるならば、この女性は代理懐胎を受けることができない。ならば、それを見越して、子宮筋腫の手術の際に、敢えて子宮を残すことはせずに子宮全摘を行い、代理懐胎の適応に合うようにしておく、とする考え方が起こりうる。そのほうが、手術を経た自分の子宮で妊娠して危険を冒すよりも、安全に子どもを得ることができるかもしれない。

また、相対的適応の女性も代理懐胎の対象者とみなされる場合には、どのような状態を適応とみなすべきかの線引きが不明瞭となり、混乱を招きかねない。とくに高年齢での妊娠・出産が危険であるとして高年齢女性を相対的適応に加える場合には、適応となる女性の年齢の境界は曖昧である。

代理懐胎の卵子と子宮の関係は、卵子提供と逆

代理懐胎に伴う医学的リスクについて検討した論文は少ない。一九八九年から一九九七年の間に成立した九十五例の代理懐胎による妊娠例を妊娠成立後の追跡調査で検討した論文がある。[3]この論文では、代理懐胎妊娠における妊娠性高血圧、前置胎盤、帝王切開の頻度は通常体外受精による妊娠に比して有意に低く、胎児発育も通常体外受精妊娠の場合よりも良好であるとして、代理懐胎における胎児を含めた周産期リスクは小さく、代理懐胎の安全性が確認されたとしている。しかしながら、ここに比較の対照として取り上げられている通常体外受精妊娠の例は、同時期に同施設において施行されたものではなく、他の研究者により発表された一九九二年のデータ[4]からの引用である。したがって、代理懐胎のリスクを検討するのに十分なエビデンスを備えた研究とは言い難い。その後、発表された論文で、十三例の代理懐胎が試みられて九例の妊娠が成立した

が、そのうちの二例において癒着胎盤や子宮破裂が原因で出産後の子宮摘出を余儀なくされた、との報告[5]があり、代理懐胎のリスクの判断には慎重を要する。

代理懐胎は、依頼者夫婦が精子と卵子を体外受精させて生じた受精卵を第三者に託して妊娠を維持させる。依頼者が他者から胚の提供を受けて自ら妊娠する胚提供による妊娠と比較すると、卵子と子宮の関係と依頼者女性と第三者女性の関係がちょうど逆になっており、生物学的には全く違いはない。女性の体にとって、男性からもたらされる精子は常に他者であるから、代理懐胎は生物学的に卵子提供と同様ということになる。つまり、代理懐胎においても卵子提供と同様に、胎児は懐胎女性にとって、正常妊娠の場合の「半自己」ではなく、「非自己」と認識される。したがって、代理懐胎においても卵子提供と同様に、異物である胎児に対する「免疫寛容」のメカニズムが十分に作動せず、拒絶反応が強く出現することが予測される。その結果、代理懐胎でも、妊娠高血圧症候群や胎盤構築の異常が出現するリスクがあることが推測される。ただし、卵子提供では依頼者の女性が懐胎するのであり、高年齢であったり、早発卵巣不全であることが考えられ、妊娠を維持する機能が低下していることが推測される。それに対して、代理懐胎では、通常、若い健康な女性が懐胎者になるので、妊娠維持機能に大きな問題のない場合が多く、卵子提供におけるよりはリスクは小さいと推測される。

妊娠・出産のリスクは第三者が負う

代理懐胎においては、特殊な妊娠であることにより生じるリスクを論じることと並んで、妊娠自体に内在するリスクを依頼者からみた第三者が全面的に負うことについての議論が必要である。妊娠・出産は、本来、生物が母体の生命を賭して行なう生殖現象であり、人間も例外ではない。日本をはじめ医療レベルの高い国・地域では妊娠にともなうリスクは過去に比べ低下した。日本の妊産婦死亡率は出産十万件に対して三・三（二〇一八年）と、世界でトップレベルの低さである（図12）。ここでいう出産とは、出生と死産を合わせた件数である。しかし、現在の日本でも、年間三十～四十人の女性が妊娠・出産が原因で死亡している。本来生まれてきた児を育てるはずの女性が、リスクをともなう妊娠を他の女性にリスクとともに依頼し、その間、依頼した女性はいわば傍観者となる。

依頼女性と懐胎女性の利害の衝突

懐胎女性が妊娠している十か月間は、依頼女性からみると、懐胎女性の子宮を借りていることになる。懐胎女性は胎児を子宮内にただ預かっているだけではない。胎児との間には胎盤を介して物質の移動が起こり、それは胎児に出生後長期にわたる影響を与えるかもしれない。また、この十か月間に懐胎女性には母性が芽生え、母乳哺育の準備など身体的にも育児に向けた準備が整い、生まれてくる児を慈しむ感情が湧くであろう。

しかしながら、懐胎前に交わされた契約により、出産後に懐胎女性は児から引き離される。こ

図12　日本の妊産婦死亡率の年次推移

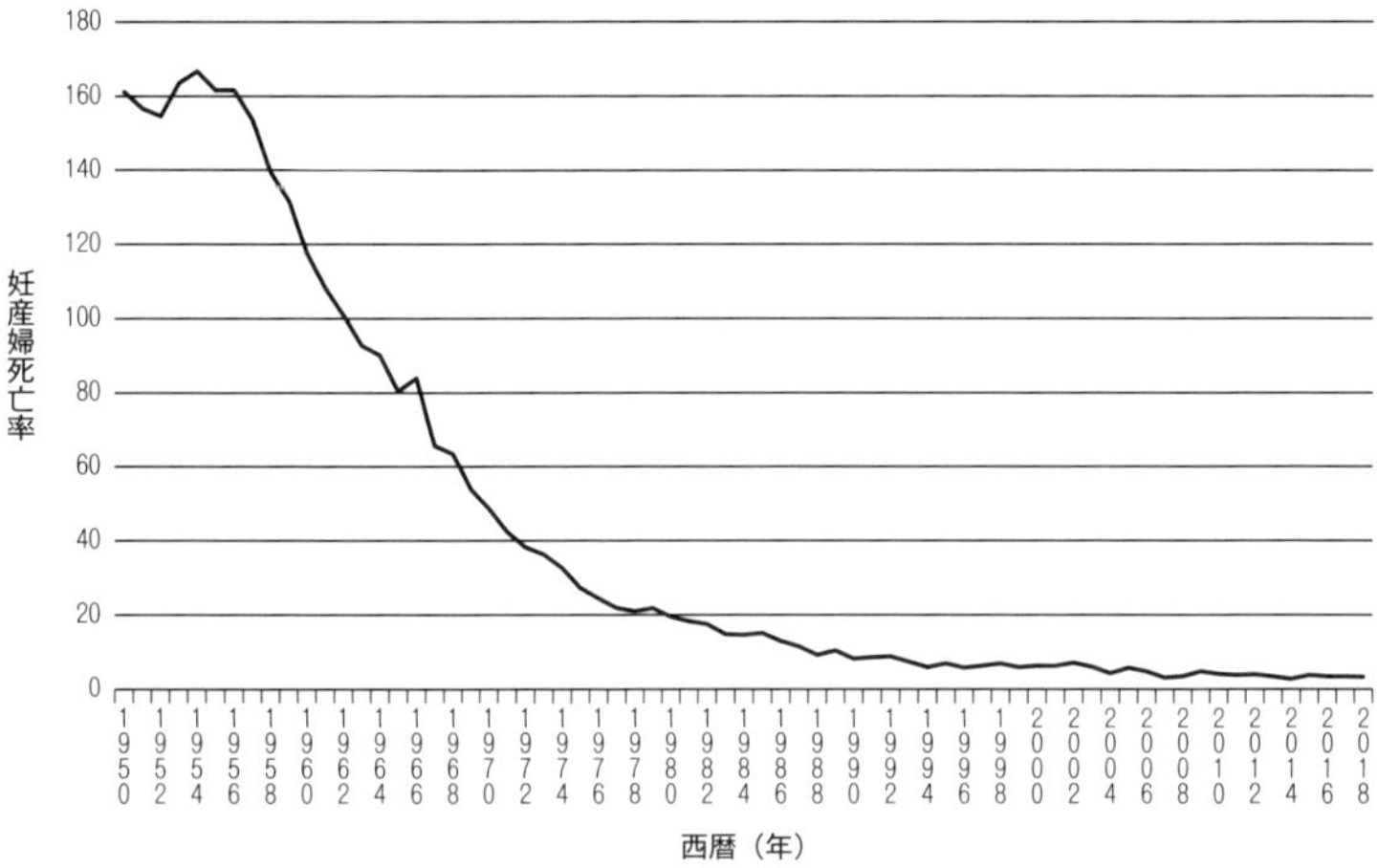

妊産婦死亡率とは、出産10万件に対する妊産婦死亡の数である。この場合の出産は、出生と死産の和である。妊産婦死亡とは、妊娠・出産が直接の原因となる死亡、および妊娠・出産に関連する疾患を原因とする死亡であり、妊娠・出産に関連しない疾患による死亡や事故など外的要因による死亡は含まれない。
国立社会保障・人口問題研究所、人口統計資料集2020年版を元に作成

の局面で児の引き渡し拒否などの事例が海外では少なからず起こっている。また、児に何らかの異常がみられた場合に、出生後に依頼者側が児の引き取りを拒否する例も見られる。米国では、早産により生まれた超低出生体重児に対して、児の成長後に出現する可能性のある後遺障害を理由に、依頼者側が積極的な救命処置を拒否する事例も発生している。出生後の児の引き取り拒否や、児に十分なケアを施すことの拒否により不利益を被るのは児であって、依頼女性や懐胎女性ではない。出産によって祝福され生まれてくるはずの新生児の福祉が顧みられないことにもなる。米国での代理懐胎において児の引き取りに関して問題の発生した事案を表10に提示する。

医師は医療の実践にあたり、その医療の対象となる受療者（患者）との間に、検査や治療手段についての契約を結んで、実行する。代理懐胎において、医師の診療の対象は懐胎している女性である。しかし、医師との契約とは別に、懐胎女性は依頼女性との間に代理懐胎の契約を結んでいる（図13）。通常の医療の場では起こりえない異なる二つの契約の存在により、通常の医療上の判断が影響を受け、歪められたりする可能性がある。

出産に際し、本来必要のない帝王切開手術を依頼女性が希望して強要したり、逆に医師が必要と判断する帝王切開を受けることを懐胎女性が承諾しないことが考えられる。妊娠期間中に懐胎女性の妊娠高血圧症候群が悪化するなどして、妊娠を中断して早産とせざるを得ない状況に陥った時に、依頼女性がそれを承諾しない、ということも起きるかもしれない。超低出生体重児となることが予測されるようなきわめて早い時期に母体の状態が悪化して妊娠を終了させなければな

図13　代理懐胎における医療上の契約関係

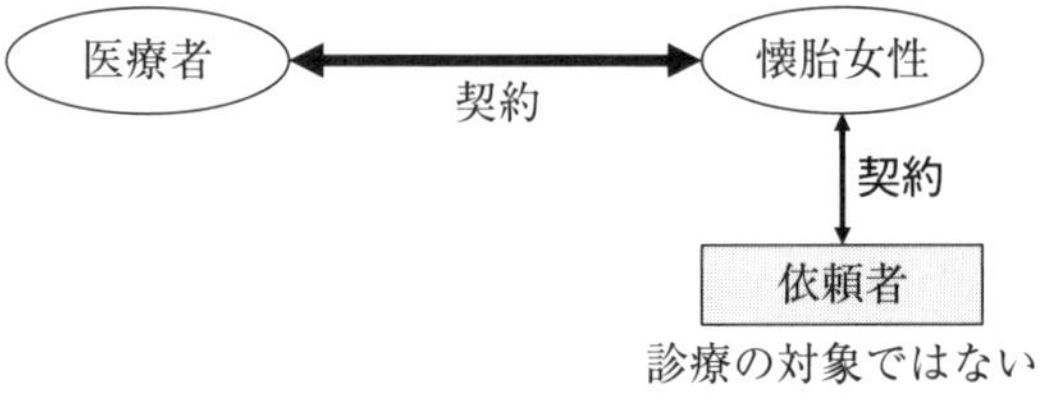

らない状況になった時に、産婦人科医は新生児科専門医とともに万全の態勢で母児の救命に臨むのが常である。しかし、依頼女性と懐胎女性との間の契約に基づいてとられる処置は臨床医の通常の判断と同じとは限らず、救命されるはずの命が見捨てられるなど、児の生命や予後が顧みられないことにもなりうる。

代理で懐胎する女性はどのように選ばれるか

代理懐胎において依頼女性の代理となり懐胎する女性は、妊娠・出産のリスクが小さいと考えられる女性が選ばれるであろう。しかしながら、実際に妊娠・出産が無事に進行するか否かは、やってみなければわからない。日本で日本産科婦人科学会（日産婦）の代理懐胎禁止の自主規制を無視する形で行われた代理懐胎では、依頼女性の母親や姉妹など家系内の女性が選ばれた。家系内の女性とはいえ、依頼女性の姉妹が真に本人の意思に基づいて代理母になることを引き受けるにはそのハードルは決して低くはなく、むしろ無言の圧力が働くことも疑われる。日本で代理懐胎を手掛けている医師によると、約十か月間自分の子宮を他の女性に貸し、その間妊婦となりさまざまな制約が発生する、という状況を無

表 10　米国での代理懐胎で子の引き取りについてトラブルが起こった例

事案名称	年	州	事案の概要
（引き取り拒否）	1982	ミシガン	出生児が矮小脳症であったことを理由に、依頼者、懐胎女性ともに引き取りを拒否。
ベビー M 事件	1986–88	ニュージャージー	懐胎女性による依頼者への出生児引き渡し拒否。 代理出産契約の無効とともに依頼男性の養育権確立。
ノワコウスキー事件	1988	ニューヨーク	依頼者が、男女の双胎児のうち男児のみ引き取りを拒否。 懐胎女性夫婦が、その希望により両児の養育権確立。
ジョンソン対カルパート裁判	1990–93	カリフォルニア	懐胎女性による依頼者への出生児引き渡し拒否。 代理出産契約の有効性と依頼者の養育権確立。
Marriage of Marriage 事案	1994	カリフォルニア	懐胎女性の妊娠中に依頼者夫婦が離婚、懐胎女性が出生児の養育開始。 依頼男性に養育権確立と双方の女性には面会権の付与。
ブザンカ事件	1998	カリフォルニア	男女とも不妊のカップルが第三者の精子卵子の体外受精により代理懐胎女性に移植妊娠中にカップルが関係を解消し、その両者とも出生児の引き取りを拒否。 依頼したカップルに児養育の義務を負わせる。
Turchyn 対 Cornelius 事案	1999	オハイオ	2 組のカップルがあり、その一方の女性が他方の男性の精子で妊娠し、親権放棄に同意。児出生後にこの同意書に反し、AID と同様に懐胎女性とその夫の親権を主張。 AID の親権決定は精子提供者が匿名であることが前提としてこの主張を否認。
保険金支払いトラブル	2003	サウスカロライナ	姉妹間での代理懐胎で児は出生後 2 か月間入院、この間の保険金支払いを双方の保険会社が拒否。 依頼夫婦の保険契約でカバーされると決定。
Sullivan, Nuosci 事案	2004–06	ユタ	Nuosci（ネバダ州）が Sullivan（ユタ州）に代理母依頼、Nuosci は他事件で拘留、Sullivan が児を他夫婦へ養子へ。 ネバダ州、ユタ州とも代理懐胎契約を認めず、双方に親権放棄させたが、書類不備があり、Sullivan に養育を命ず。
Cori Borjan 事案	2006	カリフォルニア	自分の子や孫のほかに、代理懐胎した児 6 人を引き取って育てている。いずれも引き取り拒否されたため。

償で引き受けるのは、依頼女性の母親以外にないと述べている。ただし、依頼女性の母親が代理で妊娠・出産するとなると、高年齢によるリスクは避けられない。

海外で代理懐胎が多く行われている地域では、代理懐胎は代理母に報酬が支払われる商業活動として定着している。東南アジアやインドでは、高額な報酬を得るために、貧困女性が代理母になることを望んで群がるという実態がある。アメリカで代理懐胎が行われる州では、ビジネスとして広がっており、依頼する女性は、採卵から体外受精さらに着床前診断を行い、自分の好むような子どもを産むよう、代理母と契約を交わす。契約どおりに履行されない場合は、生まれた子どもを引き取らない、というような事案が起こっている。

代理懐胎は、約十か月間自分の子宮を〝貸す〟という行為の性質上、卵子提供や精子提供以上に対価が発生しやすい。代理母になることを労務とみなせば、報酬を対価とみなすことは理に適っているといえる。しかし、妊娠・出産という生殖行動自体を労務とみなすことには倫理的な疑問が生じる。また、たとえ報酬が支払われず、完全な善意から行われたとしても、倫理的にみると、自身の体を他人の生殖行動の道具として利用される懐胎女性の側が搾取されているとする考え方が強い。

国・地域による対応の違い

日本人女性が海外で代理懐胎を受けて子をもうける例がしばしばみられる。これは日産婦がその見解によって代理懐胎を禁止しているのでやむを得ず海外で実施せざるを得ないためであるとして、日産婦の見解への抗議が寄せられることがある。まるで、世界の中で代理懐胎を禁止しているのが日本だけであるかのような論調である。しかし、世界の国々を見渡すと、第三者の関わる生殖補助技術への対応はさまざまである。表11に主な先進国における配偶子提供と代理懐胎への対応を示す。

代理懐胎に限って言えば、ヨーロッパ諸国には、禁止または代理懐胎契約を無効としている国が多い。代理懐胎を禁止しているヨーロッパ諸国でも、国境を越えての代理懐胎実施が問題視されている。米国は日本の女性が代理懐胎を行う地として知られているが、米国の中でも代理懐胎への対応は一様ではなく、州によっては禁止しているところもある。やはりヨーロッパ同様、州界をまたいでの代理懐胎実施が少なからず見られるという。米国の一部の州や、ヨーロッパ諸国が代理懐胎を禁止する理由として最大のものは、代理懐胎という行為が商業主義に陥りやすいことと、引き取り拒否などで新生児が不利益を被ることとされている。日産婦の見解も、代理懐胎を禁止する理由として、代理母が負う身体的危険性、精神的負担と並んで、生まれてくる子の福祉を最優先することを挙げている。

日本から代理懐胎を目的として一時期インドへと渡る女性が多かった。当時インドが代理懐胎を成長産業とみなし国を挙げて奨励していたこともあり、生殖ツーリズムなどとも呼ばれていた。このような状況下、日本人夫婦がインドで代理懐胎により子を得たにもかかわらず、出産前に離

表11　精子提供・卵子提供・代理懐胎の国による対応の違い

国名	規制方法	精子提供	卵子提供	代理懐胎
アメリカ	州法・統一法	○	○～規定なし（州による）	○～×（州による）
イギリス	法律	○	○	○（非営利のみ）
フランス	法律	○	○	×（契約無効）
ドイツ	法律	○	×	×
スイス	憲法・法律	○	×	×
オーストリア	法律	○(AIDのみ)	×	×
イタリア	法律	×	×	×
オランダ	法律	○	○	○（非営利のみ）
ベルギー	法律	○	○	規定なし（容認）
デンマーク	法律	○	○	×（契約無効）
スウェーデン	法律	○	○	×（分娩者＝母）
ノルウェー	法律	○	×	×
フィンランド	法律	○	○	×
アイスランド	法律	○	○	×
ハンガリー	法律	○	○	×
ギリシャ	法律	○	○	○（非営利のみ）
トルコ	法律	×	×	×
スペイン	法律	○	○	×（契約無効）
ポルトガル	法律	○	○	×（契約無効）
ロシア	法律	○	○	○
カナダ	法律	○	○	○（非営利のみ）
オーストラリア	州法など	○	○	○～×（州による）
ニュージーランド	法律	○	○	○（非営利のみ）
韓国	学会指針等	○	○	規定なし
中国	法律	○	○	×
香港	法律	○	○	○（非営利のみ）
台湾	法律	○	○	規定なし
日本	学会指針等	○(AIDのみ)	規定なし	×

（2011年の調査）

婚していたことから、夫であった男性が生まれた子を日本に連れ帰ることができず、社会問題となったことがあった。二〇〇八年に起こったこの事件は、日本人夫婦がインドで夫の精子とインド人女性から提供を受けた卵子を受精させ生じた胚を用いて、別のインド人女性に代理懐胎を依頼した事案である。ところが懐胎女性が出産する前に日本人夫婦は離婚したため、夫は独身となった。インド人女性から生まれた女児はインド国籍となったことから、日本に連れて帰るために男性は女児と養子縁組する必要が生じた。ところがインドの法は独身男性が女児と養子縁組することを禁じているために、女児がインドから出国できなくなった事件である。この事件以降、貧困女性が代理懐胎の懐胎女性になることで収入を得る、という搾取の構図が問題視され、現在インドでは外国人の代理懐胎は禁止されている。

タイも日本人女性が代理懐胎を行う国として知られていたが、やはり、日本人の独身男性による多数の提供卵子を用いた代理懐胎依頼事案が発覚するに及び、外国人の代理懐胎が規制されることとなっている。二〇一四年に起こったこの事件は、日本人の独身男性が、タイで卵子提供を受けるとともに複数の女性に代理懐胎を依頼し、同時期に十人以上の子どもを産ませたことが発覚し、子どもの数が多いこともあり、人身売買の疑いがかけられた事案である。この男性の動機は大人数の家族が欲しかったということであり、二〇一八年に、タイの裁判所はこの男性の親権を認める決定をした。タイも、この事件以降、外国人の代理懐胎に対する規制が厳しくなった。

またイスラエルは、国を挙げて代理懐胎を推進しており、主にヨーロッパ諸国からの生殖ツーリズムがみられるという。

このように、国により生殖補助技術に対する考え方、とくに代理懐胎に対する考え方や対応が異なることが、問題をさらに複雑にしている。

第8章　多様な願望と代替手段

特別養子縁組

卵子提供に対しては、未受精卵子をあらかじめ採取し凍結保存しておくことが代替手段となりうる。しかし、この方法は、将来卵子提供を受ける可能性を見越して女性がまだ若い時に卵子を凍結しておくことにより可能となるものである。すでに卵子提供が必要な年齢になっている場合には、本人の卵子による妊娠が不可能であるはずなので、代替手段とは言えない。

子どもが欲しい、でもさまざまな治療を尽くしても、当人同士では妊娠しない、そのような夫婦に対して、卵子提供、精子提供、代理懐胎など、第三者が関わる生殖医療以外にとりうる手段となるのは、特別養子縁組である。体外受精が実用化されるより前の時代は、不妊症に対する治療手段が限られており、不妊夫婦が治療により子をもつことはきわめて難しかった。そんな中、不妊夫婦への新生児の斡旋が日本国内で広く行なわれていた。不妊夫婦に対する有効な治療法がない中、新生児の斡旋は一定の需要のある、求められる手段であった。その一方で、母親が産み育てることができず、人工妊娠中絶も行なわれないまま生まれてくる新生児もあり、これらは斡旋のための新生児になりうる存在でもあった。開業医を中心に現場の医師の裁量で行なわれ、正式な手続きを踏まない新生児斡旋行為も少なからずあったと思われる。これらの行為は違法であり、一九七〇年代、東北地方の産婦人科開業医が、出生証明書に虚偽の記載をしたとして摘発されたことにより、この行為は表舞台からは姿を消した。

これに代わるものとして一九八七年に公式に始まったのが、特別養子縁組である。通常の養子縁組との違いを表12に示す。要は、通常の養子縁組が養親の立場に立ち、家系や家業を守ることを目的とした制度であるのに対し、特別養子縁組は子どもの立場を重視し、育てる親のいない子どもに両親をあてがう制度と言える。したがって、特別養子縁組における養親には、当然のことながら養子となる子どもを親身になって育てることが求められ、その責任は重く、養親となるための条件も厳しく設定されている。また、戸籍上の養子の続柄も通常の養子とは違い、実子として記載される。

特別養子縁組において養子となる子どもには、産んだ実親がさまざまな事情から育てることのできない子どもが想定されていたことから、子どもが幼い時期での縁組が勧奨され、子どもの年齢の条件は満六歳未満とされてきた。ところが近年、子どもに対する実親の虐待が社会問題となり、虐待の対象となる子どもが幼児とは限らず、より成長の進んだ子どもにも被害が及んでいる実態を受けて、養子となる子どもの年齢の条件が変更された。二〇一九年六月七日の民法改正により養子となる子どもの年齢は満十五歳未満となり、二〇二〇年四月一日より施行されている。

表12　養子縁組と特別養子縁組の比較

	（普通）養子縁組	特別養子縁組
歴史	古い（律令制まで遡る）	新しい（昭和62年）
理念	家の維持、老後の扶養（親の視点）	子の福祉（子の視点）
手続き	比較的簡単（届出又は家裁許可）	家庭裁判所の審判
養親は、	配偶者の有無を問わない 成年であること	婚姻していることが必要 成年かつ夫婦の一方は25歳以上
養子は、	年齢制限なし	満15歳未満
実親と	親子関係は残存	親子関係は終了
続柄	養子	子
離縁	当事者の協議で可能	家庭裁判所の判断

養親となる夫婦には不妊の夫婦が想定されているが、近年の不妊治療を受ける女性の年齢の上昇を反映して、民間の斡旋団体が自主的に定めている、養親となる夫婦の年齢の上限が引き上げられる傾向にある。

子を欲する夫婦の思いは多様

診療をしていると、早く子どもが欲しいと訴える女性は多い。だが、よくよく聞いてみると、女性本人が心から待ち望んでいる例ばかりではない。自分よりも、夫が子どもを欲しいと望んでいる、夫の両親が望んでいる、などさまざまである。

子どもが生まれることにより家系が途切れることなく継続することを望む願望がある。夫や夫の両親はこの願望が強いかもしれない。同じ家系の継続の中にも、氏が断絶しないこと、家業が継承されること、血筋がつながること、など一様ではない。女性本人の願望の中にも、妊娠を経験したいという願望と、育児を経験したいという願望、さらには漠然と子どもが欲しいという願望や、周囲の目が気になるという思いもあるであろう。これらの微妙に異なる願望には、女性本人の遺伝子の継続、つまり本人の卵子による妊娠を強く望む者がある一方、血筋のつながりにはこだわらず、自分の子宮で妊娠することを重視する女性や、自分の手で子どもを育てることに期待を寄せる女性もいる。

さまざまな生殖補助技術を駆使して行う診療はあくまで本人が妊娠すること、または本人の卵子を用いた生殖医療を行うことであるが、それぞれの夫婦・カップルにどの技術が合っているのか、またそもそも特別養子を含む養子縁組を目指すのがよいのか、医療人の枠を超えたカウンセリングが必要な場合がある。

子宮移植

代理懐胎の代替手段となりうるのが子宮移植である。子宮移植は、臓器移植のひとつであり、二〇〇〇年を過ぎた頃から主として中東や北欧の国々で試みられてきた。手術手技の困難さや、たとえ移植手術が成功しても移植後の子宮での妊娠の成立、さらには妊娠の継続が難しく、移植子宮で妊娠した女性が世界で初めて子どもを出産したのはようやく二〇一四年になってのことであった[(1)]。スウェーデンにおいて成し遂げられた移植子宮による世界初の出産は、先天性子宮欠損の女性に対するものであり、帝王切開による出産であった。

日本では、動物を用いた基礎的研究は成果を上げているが、人間に応用するにあたっては、ようやく臨床研究を始めようかという状況である。並行して倫理的な議論も続けられているが、健康な女性に対して手術を行い子宮を摘出することの是非や、妊娠が成立した後も臓器移植後であるために免疫抑制剤を投与し続けなければいけない点が論点である。腎移植も健康な人に対して手術により臓器を摘出する手技であるが、腎移植が、移植を受ける人の健康回復さらには救命につながることを目的とするのに対し、子宮移植は移植を受ける人の健康回復が目的ではないところに違いがある。

第9章　男女の性を超えて拡がる生殖

いろいろな組み合わせ

生殖現象は男性と女性の間において営まれるものであり、当然とも思えるこの摂理に対して疑問をさしはさむ余地はなかった。しかしながら、近年、男女の性別という概念が揺らいでいる。もっともこの概念の変化は新たに生まれたものではなく、多様性を尊重するという今日的な価値観に促されて、これまで隠れていたものが表面化しただけかもしれない。男性同士、女性同士によるパートナーシップを公的に認める自治体が日本においても現われ、海外では同性婚を容認する国や地域が少しずつではあるが、増えている。LGBT（lesbian, gay, bisexual, transgender）の者たちが差別されることのない社会が、世界的にみて広がりつつある。また、性同一性障害（性別違和）は治療の対象と認められ、生殖器への手術を受けることにより、戸籍の性別を変更することが日本で可能となった。

このような、従来想定されていなかったカップルが認められる社会で、これらのカップルが子をもちたいと考えるのは必然のことであろう。また、カップルでなく、男性・女性、それぞれが独身であっても子をもちたいと考えることもある。このような時に、養子ではなく、自分の配偶子（精子・卵子）を使用することを希望する場合には、代理懐胎、および精子提供、卵子提供の技術を用いることで、自分の遺伝子を受け継いだ子をもつことが可能である。同性愛カップル、独身者、性同一性障害で性別を変更した者の子づくりに関係する生殖補助技術を表13に示す。どの組み合わせであっても、カップル外の者を交えた通常の性交によっても子づくりすることが可能であるが、それらは生殖補助技術とは呼べないので、表に入れていない。

同性愛者の子づくり

女性同士のカップルが子どもをもつ場合、精子提供を受けることが必須となる。卵子は、二人の女性のうちのどちらの卵子を使用してもよく、また懐胎するための子宮もどちらの女性であってもよい。もしも卵子も子宮も同一の女性のものを使用する場合は、体外受精でなく、人工授精も利用可能となる。生まれた子どもをカップル二人が等しく慈しむために、敢えて卵子と懐胎する子宮の役割分担を意図するのであれば、体外受精を選択することになる。

男性同士のカップルが子どもをもつためには、どちらか一方の男性の精子を用いて、提供された卵子と受精させ、女性に代理懐胎を依頼しなければならない。卵子を提供する女性と代理懐胎する女性は同じでもよいし、異なっていてもよい。一人の女性に卵子提供と代理懐胎の両方を依頼する場合は、人工授精も利用可能となる。体外受精以前から行われていた人工授精型の代理懐

表13　男女の性を超えて拡がる子づくり

カップルの構成	同性同士		独身		性同一性障害で性別を変更した者		
	女性と女性	男性と男性	女性	男性	FtM GID と女性	MtF GID と男性	FtM GID と MtF GID
精子	提供者	一方の男性	提供者	本人	提供者	男性本人	提供者
卵子	一方の女性	提供者	本人	提供者	女性本人	提供者	提供者
子宮	一方の女性	代理懐胎	本人	代理懐胎	女性本人	代理懐胎	代理懐胎
精子提供	必須	不要	必須	不要	必須	不要	必須
卵子提供	不要	必須	不要	必須	不要	必須	必須
代理懐胎	不要	必須	不要	必須	不要	必須	必須
遺伝子の継承	卵子の女性	精子の男性	本人	本人	女性本人	男性本人	継承せず

FtM GID：特例法により女性から男性に性別を変更した性同一性障害者。
MtF GID：特例法により男性から女性に性別を変更した性同一性障害者。

胎と同じである。この場合、代理懐胎とはいえ、懐胎する女性は自分自身の卵子による胎児を自分自身で妊娠していることになり、出産後の子どもの引き渡しのトラブルがより発生しやすい可能性がある。

独身者の子づくり

独身者が子どもをもつ場合、女性独身者なら、精子提供を受けての人工授精により可能であり、男性独身者なら、卵子提供と代理懐胎を女性に依頼することになる。二〇一四年にタイで起こった日本人独身男性による代理懐胎事件と同じ構図である。卵子提供と代理懐胎を同一の女性に依頼する場合は人工授精も利用可能となる反面、出産後の子どもの引き渡しのトラブルが発生しやすい可能性がある。

女性独身者は、生殖補助技術を利用することなく、通常の性交により子どもをもつことが可能である。性交を行わなくても人工授精により可能であるが、このような人工授精が医師の手を経ることなく容易に行えることは、第6章で述べた。

インターネットのサイトなどを介して実際に行われているようであるが、好ましいことではない。

性同一性障害の性別の変更

性同一性障害（gender identity disorder: GID）とは、身体が有する生物学的な性、すなわち身体の性と、自ら意識する性、すなわち心の性とが一致しない状態を指す診断名であり、性別違和とも呼ばれる。女性の身体でありながら心では男性と自認する場合と、男性の身体でありながら心では女性と自認する場合がある。性同一性障害は、性分化異常（性分化疾患）とは根本的に異なる。胚の段階から胎児期を経て一人の人間として生まれるまでの間に身体の性別が決定する過程を性分化という。通常の性分化では、染色体の構成、有している性腺が卵巣か精巣か、外性器と内性器の性別による特徴のすべての要素が男女のどちらか一方に一致するよう分化が進む。性分化異常（性分化疾患）は、性分化の過程に異常が起こり、生物学的な性のすべての要素のうち、男女どちらか一方にそろっていない要素を含む個体を指す。それに対して性同一性障害では、性分化の過程には異常がなく、身体が有する生物学的性は男女の一方に一致しているものの、心の性との間に乖離のある状態である。

性同一性障害の者は、身体の性と心の性の不一致からくる違和感や嫌悪感に長年悩まされてきた。その解決のために制定された法律が、性同一性障害者の性別の取り扱いの特例に関する法律（特例法）である。二〇〇四年に施行されたこの法律では、性同一性障害者のうち特定の要件を満たす者について、家庭裁判所の審判により、法令上の性別の取り扱いと、戸籍上の性別記載を心の性に合うよう変更できる、とされている。

性同一性障害で性別を変更した者の子づくり

特例法の制定により性同一性障害者が戸籍上の性別を変えることが可能となり、その結果、心の性に合わせて異性と結婚できるようになった。例えば、身体が女性で心が男性の者が要件を満たせば男性に変わることができ、女性と結婚することができる。もしもこのカップルが子どもをもちたいと考えれば、他の男性から精子の提供を受け、カップルのうちの女性が妊娠すればよい。男性から女性に変わった者が男性と結婚した場合には、他の女性から卵子の提供を受け代理懐胎を依頼すれば、子どもをもつことが可能である。ただし、男性同性愛者と同様に、出産後の子どもの引き渡しのトラブルが発生する可能性はある。

特例法の定める性別変更の要件の中に、生殖腺がないこと、または生殖腺機能を永続的に欠く状態にあること、という項目がある。つまり、元の身体的な性に基づく生殖腺の機能が無くなっていることが必要である。女性から男性に変わった者は、もはや卵巣の機能はなく、卵子もない。男性から女性に変わった者は、精子がない状態である。したがって、もしも互いに逆の性に変わった者同士が結婚した場合には、どちらの遺伝子を引き継ぐ子どもも、もつことはできない。

性同一性障害で性別を変更した者の子の立場

特例法の認定を受け戸籍上の性別が女性から男性へと変わった性同一性障害（ＦｔＭ ＧＩＤ）の〝男性〟が、女性と結婚し、他の男性から精子提供を受けて子をもうけた事例で、その子をこの夫婦の嫡出子と認める最高裁判断が下された（二〇一三年十二月十日）。「嫡出」とは、親子関係における正当性を示す法律用語であり、その正当性とは基本的に血縁によるものである。しかし、母子関係と異なり、父子関係は、その親子の間の血縁の存在を認定するのが難しく、推定という方法で行っている。そこで、婚姻関係にある男女では特段の事情がない限り、夫が父親と推定され、子どもは嫡出子となるのである。これは男女であれば、その間に子どもが産まれることがありうるという生物学的摂理に基づく。ところが、ＦｔＭ ＧＩＤの〝男性〟と女性は戸籍上婚姻関係になっているとはいえ、この〝男性〟が特例法に基づき性別を変更する前には女性であったことが戸籍の記録上も明らかであるので、この婚姻カップルから子どもが産まれることがありえないことは明らかである。それでもなお子どもを嫡出子と認めた最高裁の決定は、戸籍上の婚姻という手続き上の関係が、生物学的真実に優先するという判断を示したという点で、画期的であった。

ニーズの高まり

海外からは、代理懐胎によってゲイカップルが子をもった事例が報道されている。代理懐胎を含む生殖補助技術は、もはや不妊治療の延長線上に存在するのではなく、子をつくるための生殖行動の選択肢の一つとして位置づけておく必要がある。日本でも今後、卵子提供、代理懐胎が容認の方向へと進むとき、不妊治療を超えた上記のような事例でのニーズも高まることは容易に予見しうる。

第10章　着床前診断

着床前診断とは

体外受精がもたらしたもう一つの大きなインパクトは、単に妊娠を成立させるということだけでなく、妊娠成立の前に受精卵の診断を行なうことが可能になったということである。いわゆる「着床前診断」である。

着床前診断を理解するうえで、まず流産について知る必要がある。流産が起こる原因は、母体側の要因と胎児側の要因に大別される。この二つの要因のうち、胎児側の要因による流産のほうが断然多く、とくに妊娠三か月頃までに起こる初期流産はほとんどが胎児側に原因がある。まだ胚とも呼ばれるこの段階の流産は、胚が染色体異常などの致死的な異常を有していることから生命として生きていくことができないために起こる。そのため、時として、妊娠ごく初期の超音波検査で胎嚢が見えただけで、胎児の姿が確認できないままに命が尽きてしまうものもある。

着床前診断とは、体外受精により発生した受精卵、すなわち胚から一部の細胞を取り出し、遺伝性疾患や染色体の異常の有無を診断する技術である。得られた複数の胚について着床前診断を行い、異常の認められない胚を子宮へ移植することにより、成立した妊娠が胚の異常により流産することを防ぐことができ、その分だけ出産へと進む率（生児獲得率）を上げることが可能となる。

胚の染色体が有する異常は、受精する卵子の有する異常に由来する場合が多い。異常を有する卵子の割合は卵子の加齢によって高まるので、高年齢女性の妊娠ほど流産を起こしやすいことになり、多くの臨床データにも示されている。

着床前診断の歴史

着床前診断は、一九九〇年代に欧米で始まり、胎児の障害を診断する画期的な手法として行なわれていた。また、異常胚を診断して排除し、流産を減らすことにより生児獲得率を上げる効果も認知されるようになった。その後、技術が進歩し、診断の精度が上がり、また診断の対象となる疾患や異常も増加したため、体外受精時に標準的なオプションとして行われる国も多い。しかしながら、流産を防ぐための異常胚の排除という操作は、流産を防ぐと同時に、異常や障害を有する胎児の妊娠を阻止することになる。着床前診断により異常ありとして排除される胚の中には流産するものばかりとは限らない。生まれてくるはずなのに異常を有することが胚の段階でわかるために着床の前に排除されてしまう。この点が日本国内への導入にあたって問題となり、長い間議論が続いた。

欧米で着床前診断が始まった当初は、生まれてくる児の遺伝性疾患を防止する観点からの導入であったことから、日本でも遺伝性疾患を排除することの是非に論点が置かれ、日本産科婦人科学会（日産婦）において幅広い見地から議論が重ねられた。その結果、体外受精を受けるすべての女性に対して、希望に応じて着床前診断を行なうことは不可とし、きわめて重篤と考えられる遺伝性疾患の素因を有すると考えられる女性からの希望に対してのみ行なってよいこととなった。女性の希望に応じて生殖医療実施施設から提出される遺伝性疾患家系の申請に対して、日産婦では一九九八年から一例ごとにその遺伝性疾患がきわめて重篤か否かの審査を行なう体制が整えられている。日産婦では、審査の下に行なわれる着床前診断のみを「着床前診断」と呼んでいた。遺伝性疾患素因のない女性に対して希望に応じて行なうものは「着床前スクリーニング」と呼ばれ、日産婦の見解により禁止された。本書では区別することなく、両者を着床前診断と呼ぶ。

遺伝性疾患に対する着床前診断

日産婦の審査の下、行われてきた「着床前診断」は「重篤な」遺伝性疾患の申請のみを対象としたが、この「重篤」をどのように規定するのかは曖昧であり、現在もなお議論が続けられている。海外においても、serious genetic disease を着床前診断の対象とする考え方があるが、やはり‘serious’や‘very serious’がどのような疾患を指すのか不明確であるとして、議論が起こっている。[1] われわれ人間の議論によって個々の疾患が「重篤」であるか否かを決める行為は、詰まるところ相対的な決定でしかない。また、議論を行うのは疾患当事者とは利害関係のない専門家であり、中立的な検討をすることになってはいるが、所詮は健常人の議論でしかない。その疾患を有する人を看護する周囲の家族の意見が述べられることはあっても、疾患を有する当人が議論に参加することはない。このような曖昧で一面的な議論に基づく決定を錦の御旗にして、着床前診断を行うことが正当化されていくのは、危険である。着床前診断を行うのであれば、依頼者の真摯な要望のみに基づいて着床前診断を行うこととし、常に着床前診断を行うこと自体の妥当性を問い続けているほうが、まだ健全のような気がする。

妊娠に導く治療という観点からみると、着床前診断は異常を有する胚を着床させないことにより流産を未然に防ぐという効果があり、生殖医療に有用である。この点に鑑み、二〇〇六年からは流産を繰り返す習慣流産の女性のうちで均衡型染色体構造異常に起因すると診断される女性に対しても審査のうえで着床前診断が行われることになった。習慣流産とは、連続して三回以上流産を繰り返す病態をいうが、この時着床前診断の対象となったのは、流産を連続して二回繰り返す反復流産を含んでいる。「均衡型染色体構造異常に起因する」との条件が付いたのは、流産を繰り返す病態の中に、子宮形態異常や抗リン脂質抗体症候群など、流産を引き起こす原因が受精卵ではなく母体側に存するものがあるからである。流産の原因が母体側にある場合には、着床前診断により良好な胚を選別することが流産の阻止にはつながらない。

スクリーニングとしての着床前診断

着床前診断を行い良好な胚を選別して子宮に胚移植すれば流産を避けることができる。したがって、体外受精を受ける女性は遺伝的素因の有無にかかわらず着床前診断、いわゆる着床前スクリーニングを受けたほうが、生児の獲得はより確実になる。海外では体外受精の際のオプションとして着床前診断を標準的に行う施設も少なくない。生殖医療を受ける女性の年齢が上昇すると採卵により得られる卵子の質は加齢により悪くなり、得られる良好な胚の比率は下がる。治療を受ける女性の年齢の上昇とともに、今後ますます着床前診断の必要度は増すと考えられる。

しかし日本では、着床前診断が診療に導入されるのが遅々として進まない。その理由は、着床前診断が流産を防ぐことにより女性が生児を得ることに寄与すると同時に、障害を有する胚を排除することにつながることについて、日本での社会的合意が得られているか否か明確でないためである（図14）。診断された胎児の染色体の構成が正常の男性または女性（図14の右）ならば胚移植され、染色体の構成が正常でなければ排除されることになる。正常でない染色体構成の胎児がすべて必ず流産する（図14の左）のであれば問題は起こらないが、実際は、正常でない染色体構成であっても流産するとは限らない（図14の中央）。

ここに例として示されている、21トリソミー、45,X、47,XXY の染色体をもつ個体の多くは流産するが、すべてが流産するとは限らない。生まれてきた場合は、それぞれ、ダウン症候群、タ

図 14　着床前診断の問題点はどこにあるのか？

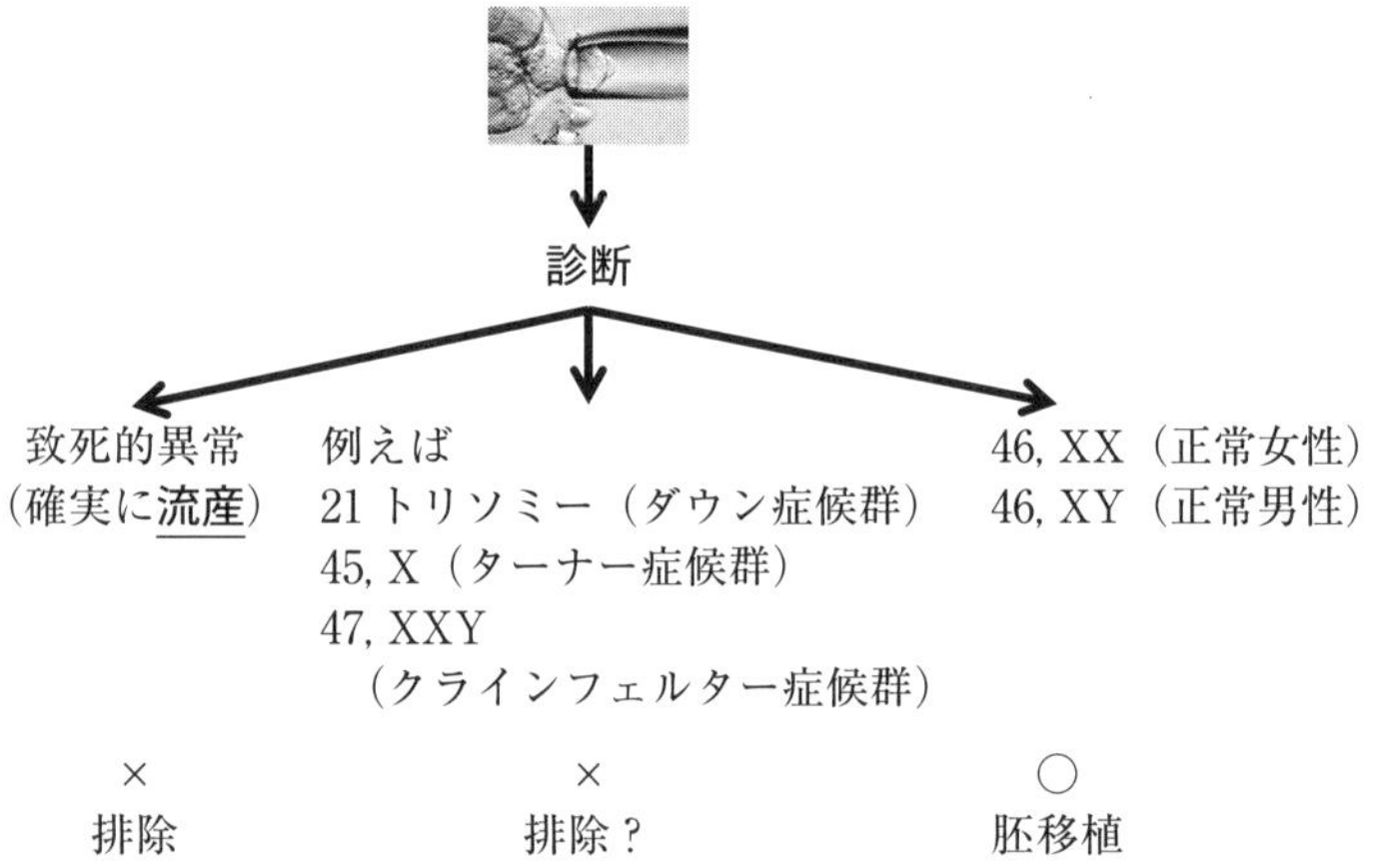

ーナー症候群、クラインフェルター症候群と呼ばれる。疾患を有するとはいえ生まれてきて社会生活を送るはずの胚が、染色体の構成が正常でないことを理由に着床の前に排除されてしまうことの是非が日本における着床前診断の議論の論点である。疾患を有する胚を排除することへの社会的合意が得られているかが問題なのである。これは日本における、母体保護法の下での人工妊娠中絶の実施の拠り所となる理念と深く関わっている。

母体保護法

母体保護法は、女性が人工妊娠中絶を受けるための要件、人工妊娠中絶手術を実施するための医師の要件等を定めた法律であり、一九九六年に旧優生保護法を改定する形で制定され、同時に法律の名称も改められた。優生保護法の下での不良な子孫の出生を阻止するという優生思想に基づく行動規範は、母体保護法においては退けられ、あくまで女性が妊娠の継続を自らの意思にしたがって決定するという、リプロダクティブライツの理念に基づく法律となっている。母体保護法において人工妊娠中絶が許可されるのは、次の二つの場合のみであり、その処置は母体の妊娠齢が二十二週に達する前に行われなければならない。

1. 妊娠の継続又は分娩が身体的又は経済的理由により母体の健康を著しく害するおそれのあるもの。
2. 暴行若しくは脅迫によって又は抵抗若しくは拒絶することができない間に姦淫されて妊娠したもの。

ここには胎児の異常、もしくは生まれてくる児に障害が予想される場合など、児の異常を直接的な理由として人工妊娠中絶を認める条文は見られない。このため、第二の理由による人工妊娠中絶以外の妊娠中絶は、すべて第一の理由に基づいて行われているのが実状である。さまざまな出生前診断法により胎児に異常が見つかった時に母体が人工妊娠中絶を選択する場合も、第一の理由に基づいて行われている。胎児の異常を理由とする人工妊娠中絶は、日本では建て前上、行なわれていない。このように、現行の母体保護法の下では、胎児の異常や出生児の障害を意識的に排除することのないように、妊婦の置かれた経済的事情を理由とする人工妊娠中絶に置き換えるというデリケートな対応をしている。

着床前診断の対象である胚は、母体保護法によって規定される対象では無論ない。しかし、着床する前の胚を、その胚の有する障害という所見を理由にして排除することの是非については、母体保護法と同等の理念が及ぶとも考えられる。既に受精が成立し、配偶子から一歩進んだ胚は、明らかに生命の萌芽と呼べるものであり、排除することについては、着床後の胎児同様、丁寧な議論を展開させる必要があろう。

人工妊娠中絶との比較

胚は、染色体異常などの異常を有していても、流産することなく順調な妊娠経過を送ることも少なくない。このような場合に妊娠中期に羊水検査などの出生前診断により胎児の異常が確定することがあり、妊婦は悩んだ末に人工妊娠中絶を選択することがある。もしも胚が着床する前に着床前診断を受けていれば、このような障害のある胚を着床前に排除することができ、人工妊娠中絶を回避することができる。これは、妊婦にとって朗報であるばかりでなく、産婦人科医にとっても人工妊娠中絶術を行なわなくて済むことになり、好都合である。これは疑いようのない真実であろう。

しかしながら、この考え方は、妊婦および医師の立場からみた場合の真実であり、一面的なものと言える。排除される側に立つと、胎児というヒトの形をとり心拍や体の動きが出現することもなく着床する前に排除されてしまう着床前診断という処置は、妊娠中絶による排除と比較すると、より残酷な処置と見ることもできる。着床前診断を行なうことによって、人工妊娠中絶にともなう母体の身体的、精神的苦痛を回避できるという利点は、言い換えると、何の代償を払うこともなく障害のある胚を排除できるということである。排除される胚の立場としては、より一層残酷さが増すとも言える。着床する前の胚が、その立場というものを顧慮されるべき存在であるか否かは大いに議論すべき点であり、この議論によって、着床前診断の是非の判断も変わってくるであろう。

海外での着床前診断

日本の法律には胎児の異常を理由に妊娠中絶を行なうことを認める条文がなく、表向きには胎児の異常が理由の妊娠中絶が行われていないことになっているが、イギリス、フランス、スウェーデンなど、ヨーロッパの先進国では、厳しい条件下ながら胎児の異常を理由にした妊娠中絶が認められている。先進諸国で着床前診断の導入に日本のような困難な議論を経ることがなかったのは、胎児の異常に対する考え方の違いによるのかもしれない。反面、ヨーロッパ諸国では、障害をもって生まれた子どもに対する福祉が充実していることも銘記すべきである。先進国の中には、アメリカのように妊娠中絶に対して激しい議論が交わされている国もあるが、欧米諸国での妊娠中絶に対する考え方は、宗教に根ざした強い反対意見と、女性の自己決定すなわちリプロダクティブライツ尊重の観点からの中絶容認の意見がぶつかり合う、中絶自体の是非が議論の中心であり、胎児条項を認めるか否かの論点はあまり重要視されていないようである。

胚の選択へ

日本では、障害を有する胚の排除の是非が問題視され、着床前診断の導入に足踏みしている状況であるが、着床前診断が通常の生殖医療の作業工程として当たり前のように行なわれている国では、その先のステップへと進みつつある。異常のない、移植可能な胚の中から、依頼カップルの希望する胚を選んで胚移植を行なう、ということである。

生殖医療に着床前診断を導入している国においては、胚の性別を選択して胚移植を行なうことがしばしば行なわれている。依頼カップルの希望する性別の子どもを選択することが可能となるのだ。いわゆる男女産み分けは、古来さまざまな手段で試みられてきていたが、いずれも不確実なものであった。しかし着床前診断を行なえば、百パーセント確実に産み分けられる。日本でも、障害胚排除の倫理的問題がクリアされて着床前診断が導入されれば、胚の性別の選択は比較的容易に行なわれるものと推測される。技術を手掛ける医師にとっては、希望する性別の胚を移植して依頼夫婦に喜んでもらいたい。性別の選択という、健康維持とは直接関係しない、いわば男女どちらであってもよい性を選択するのは、倫理的価値判断を働かせる必要のない行為であり、容易に行われるかもしれない。良好胚の中から選ぶのであるから、障害者排除につながるという後ろめたさを感じることもないであろう。しかし、この段階で、着床前診断は、「排除」に加えて一歩進んだ「選択」を行なうことになってしまう。

ひとたび「選択」が行なわれると、胚のもつさまざまな遺伝的特徴を選択して胚移植を行なう、という行動につながるであろう。性別の選択というハードルの低い行為は、同時に〝滑りやすい坂〟に立つことでもある[(2)]。将来は、着床前診断により得られるさまざまな遺伝情報により、その胚がどのようなヒトに成長するのか、予測ができるようになるかもしれない。病気にかかりやすい、ということがわかれば、その胚は退けられ、より健康に生きられそうな胚が選ばれるであろう。健康か否かだけでなく、さまざまな能力の程度が着床前診断によりわかるようになり、人々はより能力の高い子どもをもちたいと願うようになるかもしれない。このように着床前診断があらゆる「選択」に用いられるようになった時、果たして人類は幸福なのであろうか。性別の選択が行なわれる現状に対してさえも、人為的に性別を選択することは、ともすれば男女比の有意な偏りをもたらしかねないと警鐘を鳴らす研究者もいる。

そもそもこれから生まれてくる子のさまざまな遺伝的特徴の情報を、親が先行して取得する権利を有しているのであろうか。人の遺伝情報はあくまでその人に付随する究極の個人情報と言える。たとえ自分の子であってもその遺伝情報を親が取得することには一定の制限があるのではないか。子が生まれる前にその子の健康状態やさまざまな能力についての遺伝情報を親が知っているとしたら、必要以上に活動を制限されたり、逆により高度の成果を期待されるなど、本来その子が試すはずのあらゆる分野でのオープンな可能性が閉ざされることになってしまう。これは、その子にとっては不幸なことと言える(3)。

ゲノム編集の導入

最も新しい技術のひとつである「ゲノム編集」は、胚の遺伝子の改変を可能にし、胚の段階での遺伝子治療を可能にするかもしれない。ここでもまた、どのような疾患がゲノム編集による遺伝子治療の対象となるのか、ということが問題になるであろう。どのような疾患が重篤か、というジレンマに再び陥るかもしれない(1)。現在着床前診断の対象について交わされている議論はゲノム編集が臨床応用される時の予備的議論ともなりうるのである。ゲノム編集は胚の治療であって、着床前診断のような胚の排除ではない。したがって、ゲノム編集がひとたび容認されれば、重篤性という曖昧で相対的な基準を議論の拠り所としている限り、対象となる疾患は、着床前診断よりも容易に拡大するかもしれない。

さらにゲノム編集は病気の治療にとどまらず、胚の段階におけるさまざまな形質の変更につながる可能性がある。こうなると、胚の「選択」からさらに進んで胚の「創造」になる。つまり、好みとする子、デザイナーベビーを創造することになる。現在進みつつある着床前診断の導入は、このような胚への人為的操作の入口に足を踏み入れることを意味すると自覚しておくべきであろう。

第11章　生殖補助技術につきまとう優生思想

配偶子提供と優生思想

卵子や胚の凍結保存を行わなかった女性でも、年齢が上昇した後に妊娠を望む時に、卵子提供を受けることは可能である。その場合に好みの卵子を欲しがるという考えが起こるのではないだろうか。他人から卵子の提供を受ける、という行動は、より優秀な卵子を選択するという優生思想に基づく考え方に傾きかねない。この考え方は、精子提供においても同様に起こりうる。一九四九年以降日本の一部の医療機関において行われてきたＡＩＤでも、提供される精子はその大学の学生の精子であり、優秀な精子が用いられることが保証された状況であった。提供を受ける夫婦から見れば、子どもを欲しいという希望に加えて、できれば優秀な子どもを授かりたいという願望を同時に満たしていたとも言える。

このような優生思想に基づく配偶子の提供行為が排除されるべきものであるか、一概に結論づけるのは難しい。通常の性交渉を経て子どもを授かる場合でも、結婚という過程において互いに配偶者を選ぶのに、生まれてくる子どもの資質を考慮に入れることは少なくない。しかしながら、通常の過程で成立する妊娠が男女間の愛情のうえに成り立つか、たとえ愛情が薄弱な場合でも性交渉という生物のもつ本能的な営みにより成り立つものであるのに対して、配偶子提供により成立する妊娠では、男女間の感情のやり取りや本能の働きのない分、優生思想を重視したある意味冷静な判断が行われやすいものとなるであろう。さらにそこに医療技術が介在することには、優生思想に基づく行動をより確実なものにする、という意図が垣間見えるのである。

凍結保存と優生思想

胚や配偶子を凍結保存しておいて後になって使用して妊娠成立に導くことは、現在でもさまざまな理由により多くのシーンで行われている。凍結されている胚や配偶子の由来する夫婦、男女が自身の子をもつために使用する限りでは、優生思想が問題となることはない。しかしながら、凍結保存しておいた胚や配偶子を本人が使用する必要がなくなった時に、それは余剰胚、余剰配偶子となり、胚提供、配偶子提供へと転換し得る。そのように変化した途端に、前項で述べた配偶子提供に伴う優生思想の懸念が生じることになる。

さらに、凍結保存がその胚や配偶子が由来する個人の死後にも継続して行われることになると、優生思想はさらに色濃く影を落とすことになるであろう。

着床前診断と優生思想

着床前診断のうち、重篤な遺伝性疾患の家系を対象とするもの以外のいわゆる「着床前スクリーニング」は、流産を防ぐという理由の下、染色体異常や遺伝子の欠失などを有する胚を、胚移植の際に除外し、異常がないと診断される胚のみを胚移植に供する手段である。異常を有する胚を排除するという行為そのものが流産防止という理由を隠れ蓑にした優生思想と言えるが、不十分な議論を経た後に、日本においても今後は広く行われることになった。

現在議論されている着床前診断は、あくまで体外受精の妊娠率を上げることと妊娠後の流産を防ぐことに有効である点をよりどころとして導入されようとしている。体外受精により発生した胚に着床前診断を行い、ダウン症候群やターナー症候群の染色体異常を有するとの結果が得られた場合、それらの胚は着床しないか流産しやすい胚として胚移植されずに排除される。この操作は、妊娠率を上げ流産率を下げるという、不妊治療の観点からみると当然の操作と言えるかもしれない。しかし、ダウン症候群やターナー症候群の染色体異常の胚のすべてが流産するわけではなく、一部は流産することなく生まれて社会生活を送ることが可能である。染色体異常の胚を排除する操作は、妊娠率上昇と流産防止という体外受精の成績向上のための網を広げすぎることになり、同時に障害をもって生まれてくるはずの児を着床の前に排除していることになる。しかも、胚の着床前診断を受ける夫婦が、妊娠率上昇と流産防止という不妊治療の成功という成果と同程度に、あるいはそれ以上に生まれてくる児の障害の排除に意義を見出しているとしたら、それはもう優生思想以外の何ものでもない。このような時、着床前診断は名を変えた優生思想の実践となる。どのように理由をつけようとも、着床前診断と優生思想とは切り離せない。それでも着床前診断（いわゆる着床前スクリーニング）を行うのであれば、妊娠率上昇と流産防止という大義名分が明確に認められる夫婦に限って行われるべきである。

着床前診断の憂慮すべき論点はそのような表層的な議論にあるだけではない。現在問題視されているのは、ダウン症候群やターナー症候群のように、一般的には「疾患」と認識されている染色体の異常である。しかし将来は遺伝子のさらなる解析が可能となり、疾患発生に関わる遺伝子だけでなく、容姿や体形、さまざまな能力などに関わる遺伝子の解析が可能になるかもしれない。着床前診断が日常の生殖手段として使用されるようになると、疾患発生に限らず、さまざまな観点から生まれてくる子どもを選別することになるであろう。着床前診断を通常の生殖手段に導入することは、このように先鋭化した優生思想につながる扉を開けることになるのである。

ゲノム編集と優生思想

ゲノム編集は、遺伝子の改変を正確に行う技術で農業分野での品種改良に成果がみられるなど有用な技術である。ところが、ゲノム編集をヒトの受精卵に行うと、生まれてくるヒトの遺伝子を人為的に操作することになることから、その行為は世界的にも慎重を期すべきものとされている。受精卵に対してゲノム編集を行う行為は、生まれてくる子どもの遺伝情報を自在に操作することになり、好みに合わせた子ども、いわゆる「デザイナーベビー」の誕生につながる恐れがあるからである。着床前診断の段階では優生思想に基づいた「人の選別」が問題であったが、ゲノム編集になると、優生思想に基づいた「人の創造」が可能となり、より問題は深刻になる。二〇一八年に、中国の科学者がヒトの受精卵に対してゲノム編集を行い赤ちゃんが生まれたとの報道がなされた。この中国の科学者は、ゲノム編集によりＨＩＶウイルスの感染が起こりにくい個体、すなわち新生児を得ることが目的であるとしていた。この行為は全世界から批判を浴びたが、同時に世界は受精卵へのゲノム編集がすぐそこまで迫っている現実を見せつけられたと言える。たとえ批判を浴びる行為であったとはいえ、ひとたび実行されたからには、ゲノム編集が〝滑りやすい坂〟の上に載ったことになり、今後さまざまな理由を付けてより安易に行われていくかもしれない。

隙だらけの生殖補助技術に忍び込む優生思想

このように、生殖行動を人のコントロール下に置くものにしていくと、用いられる技術のあらゆる部分に優生思想が入り込む余地が生じる。さまざまな面でより優秀な子孫を残したいとする根源的な欲求が人間の思考過程の中に無意識のうちに根ざしているのかもしれず、さらに言えば、すべての生物に備わった種の保存を目的とした本能なのかもしれない。

結婚する相手を選ぶ時に、さまざまな条件と並んで、学歴や特技、さらにはその上の世代を含む家系全体を判断の材料にすることは少なくない。このような考え方も、優生思想の表れであろう。これらは、個人の結婚や子づくりの行動の基とするだけなので、内なる優生思想、または婉曲的優生思想と言ってよいであろう。内なる優生思想は、生物が普遍的に有しており、人もだれもが抱いている。しかし、その考え方の実現のためになんらかのアクションが発動されるとすれば、それは実践的優生思想となる。

生殖行動も優生思想を加味した動機で行われるとなると、それは実践的優生思想の発動である。優生思想に基づいた行動のうち、障害を有する者の誕生を避けるものは防御的優生思想と言えよう。しかし、その行動が優生思想のターゲットとなる人物に傷害を加えるものとなると、それは攻撃的優生思想と言える。胎児の異常を理由とした人工妊娠中絶は日本では建前上は行われていないことになっているが、実際には理由を転化して行われている。これは攻撃的優生思想である。過去に旧優生保護法の名の下にハンセン病や精神疾患を有する人に対してその妊孕能を失わせるための優生手術が行われていたが、これは障害を有する者の誕生を回避するための防御的優生思想として行われた。しかし、ターゲットとなる人物に妊孕能喪失という傷害を加えていたのだから攻撃的優生思想とみるべきであろう。着床前診断も、防御的優生思想に基づく行動であるが、胚に対して排除という危害を加える点からみると、攻撃的優生思想とみることができる。

生殖行動自体が、内なる婉曲的優生思想の実現が目的のひとつであるので、その行動に外から操作を加える生殖補助技術には、おのずと優生思想が入り込みやすいのである。

第12章　死後生殖

死後生殖の実際

配偶子または受精卵、胚を体外で凍結保存しておき、その配偶子の由来する人が死んだ後に、凍結配偶子または胚を融解して妊娠を成立させることは、死後生殖にあたる。精子の凍結保存の歴史は古いので、精子を用いた死後生殖は卵子や胚の凍結技術が確立する前から行われていた可能性が高い。そのためか、欧米では精子を用いた人工授精を念頭に置いた死後生殖についての規制を設けている国が多い（表14[1]）。

日本では、男性の凍結保存しておいた精子を用いて、その男性の死後に女性が人工授精を受けることによって生まれた児の、死亡男性との父子関係を認めるよう求めた裁判で、二〇〇六年、最高裁判所は両者の間に父子関係は認められないとする決定を下した。この判断は、死後生殖の可否については言及していないが、日本産科婦人科学会（日産婦）はこれを受けて、精子の凍結保存に関する見解に、当該男性が死亡した場合に凍結精子を廃棄するよう条文を加えた。日産婦はまた、卵子または受精卵、胚の凍結保存について、卵子、胚の由来する女性、または胚の由来

表 14　精子を用いた死後生殖への海外諸国の対応

死後生殖可能		死後生殖防止	死後生殖禁止
（生前同意不要）	（生前同意必要）		
アイスランド エストニア*	イギリス オランダ スペイン** ギリシャ*** ベルギー*** ラトビア カナダ オーストラリア（一部の州） イスラエル	フランス イタリア 香港	スウェーデン ノルウェー デンマーク フィンランド ドイツ スイス ハンガリー ポルトガル**** 韓国 台湾

*：エストニアは死後1ヶ月以内に限り死後生殖可能。

**：スペインは死後1年以内に限り死後生殖可能。

***：ギリシャ、ベルギーは死後2年以内に限り死後生殖可能。

****：ポルトガルでは、精子の死後生殖は禁止、胚は生前同意があれば死後生殖可能。

フランス、イタリアは、生殖補助技術の対象者を生存者に限ること、香港は、死後生殖で生まれた子の認知を認めないことで死後生殖を防止。

林かおり「海外における生殖補助医療の現状―死後生殖、代理懐胎、子どもの出自を知る権利をめぐって―」『外国の立法』243: 99, 2010 より

する男性が死亡した場合に、卵子、胚を廃棄するよう条文を改定し、女性側についても死後生殖を行わないとする見解を定めた。

現在の日本には多くの生殖医療実施施設が存在し、厖大な数の胚や卵子、精子が凍結保存されていると考えられる。これらの胚や精子を使って当該女性に胚移植や人工授精をする際には、その時点での男性の同意を得ることを日産婦は義務付けている。男性の同意を得ることにより、その男性の生存が確認されることになる。しかし、男性の同意確認が不確かなものであるなど、日常の診療の場をすり抜ける形で死後生殖が行われる可能性は否定できない。このような現場を知る立場にある者として、死後生殖自体の是非について、議論する必要性を感じる。

提供配偶子の場合は、さらに死後生殖が起こりやすい状況になっている。通常、提供配偶子は凍結保存され、必要な時に解凍して使用されるが、この時に配偶子を提供した人の生存を確認されることはないと思われる。日本における精子提供人工授精（ＡＩＤ）では、提供者の匿名性を守ることが原則であり、提供された精子は提供者とは関係のない生殖のためのツールとみなされるので、たとえ提供者が死亡した後で精子を使用したとしても、死後生殖とみなさないのかもしれない。しかし、この考え方を採り、提供者死亡後の提供精子使用を認めることになると、優生思想の入り込む余地が拡大する。これは、卵子についても言えることである。

死後生殖は許容されるか？

表14に示すように、諸外国の対応をみると、死後生殖は一概に禁止されているというわけではない。認められている国もあり、対応は分かれる。死後生殖を認める場合と認めない場合の考え方を対比させてみよう。

凍結精子を用いた死後生殖について、欧米からはすでに多くの論文や学会の意見が発表されている。そこで共通して語られるキーワードは、autonomy と reproductive freedom、すなわち生殖行動に関わる自由と自律性である。生殖行動は自分自身で決める自己決定に支配されるべきであり、自己決定は最大限尊重される。個人による自己決定は、その個人が死んだ後においても遺志として尊重される[2]。この考え方に従い、死後生殖を容認する地域においては、死んだ男性が生前に凍結保存精子を用いて妻またはパートナー女性が妊娠することを容認していれば、死後生殖は容認される。故人の遺志であることを証明する遺書などの存在が必要であるとともに、妻またはパートナー女性の意思に基づく行動であることを要し、妊娠するのは妻またはパートナー女性に限られる。アメリカ生殖医学会（American Society for Reproductive Medicine: ASRM）では、これらに加えて、遺書などの故人の文書がなくても配偶者またはパートナーの同意により死後生殖しうるとしている[3]。

これらの論文の中で、死後生殖に対して慎重な姿勢を表明する記述は少ない。死後生殖の禁止や抑止を支持する根拠として子どもの福祉への影響を挙げるものがある。父親のいない子どもが生まれることを問題視しているが、独身女性の妊娠出産が特別視されなくなっている現状では、問題点として大きくはない。もっとも、死後生殖の事実を子どもが知った時に精神的なダメージを受けるか否かなど未知の部分はある。いずれにしろ、死後生殖を容認する論点が個人の自律性、自己決定を根拠に力強く語られるのに対し、死後生殖抑止の論点は、もっぱら生まれてくる子の視点であり、その根拠も弱い。これらの論文に接する限り、死後生殖に対して慎重な姿勢をとるべき論拠は見当たらない。

自己決定という根拠だけでなく、故人の配偶者が有する、親になりたいという願望、故人の親が有する、祖父母になりたいという願望、生まれてくる子が有するはずの、存在を与えられたいという願望、それに、故人が有していた、遺伝的継続（血筋）の確保という願望、これらすべての願望が死後生殖によって満たされる場合に、死後生殖を禁止することは困難である。[4] もっとも、これらの中で生まれてくる子が有するはずの願望は、確かに存在するかという点で不確実ではある。

死後生殖と臓器移植の違い

しかしそれでもなお、すでに死んだ人の配偶子を用いて死後生殖に供する行動については容認し難く、進める気にはなれない。死んだ人の体は穢れたもの、という日本古来の感覚が働いているのかもしれない。たとえ死ぬ前に体外に取り出した配偶子であっても、その人が死んだ時点で、その人の体の一部であった配偶子は、穢れたものに連なる、という感覚である。しかし、そういう土俗的な感覚だけで説明するのは無理があるし、高度に科学的な技術を論ずるのには不適切である。

すでに死んだ人の体の一部を他の生きている人の体に入れる行為には、臓器移植がある。死体から臓器を摘出して他の人に移植することは、腎臓や角膜など比較的頻繁に行われている。死体からの臓器移植にそれを忌避する土俗的な感覚があまり感じられないのはなぜであろうか。腎臓や角膜などの移植が、それを受ける人の健康を取り戻すための「治療」になっている、ということが理由の一つであろう。しかし、最も重要なことは、このような臓器移植が臓器の大小に関係なく、すべて体細胞の移植である、ということであろう。つまり、移植された臓器は臓器移植を受けた人の体の一部になり機能するが、その人の死とともにその臓器も死滅する、一代限りのものである。それに対して、配偶子は、精子も卵子も、次世代の人自体を創り上げる生命そのものであり、移植臓器のように体の一部、いわば人体を形作るパーツになるのとは全く異なる。さらに配偶子は、遺伝情報を携えた生殖細胞である。遺伝情報は、世代を超えて末永く引き継がれるものである。配偶子を、生命の遺伝情報を伝達し、人体を形成する根源と考えるならば、それはまた、その配偶子を有する生命の肉体が終焉を迎えた時に消滅してしまうものと考えるべきではなかろうか。

死に打ち克つか死を受け入れるか

欧米の死後生殖を容認する考え方は、人間の自律に基づいた意思は人の生命よりも優位に立ち、死にも打ち克つ、という思想を根拠にしているのであろう。それに対して、死後生殖に疑問を抱き慎重な態度で臨む考え方は、人間の意思やそれに基づく技術の利用が生命自体を超えるべきでない、という思想であろう。合理的な価値観を有すると思われる西洋の国の中にも、死後生殖を容認しない、または禁止する国が少なからずあるのは、技術の無制限な利用についての解答困難な疑問があるからであろう。この視点は、死後生殖だけでなく、配偶子凍結保存や、不妊症とは何か、など、本書の内容すべてに共通する根本的な論点と考えられる。

欧米の国でも、死後生殖を容認する国と禁止する国がはっきり分かれている。生殖医療全般にわたって比較的自由に行われるイスラエルと、生殖医療全般に対して謙抑的な制度を保持しているドイツの、死後生殖に対する考え方について比較した論文がある。[5] イスラエルでは、人間の肉体は大きな意味を持たず、血筋の継続を運ぶ配偶子が生きていることが重要であり、それにより子孫を残すことは生物の本能として正当化される、とする考え方に拠っている。

一方、ドイツでは胚保護法（Embryo Protection Law: ESchG）により、死後生殖は禁止されている。さらにこの論文では、性による違い、すなわち、死んだ男性の精子を使う死後生殖は、死んだ女性の卵子を使う死後生殖よりも容認されやすいのかもしれない、とする議論を展開している。そこには、妊娠するのが女性であり、自分の卵子でありさえすれば精子が死後のものであってもよく、必ず代理懐胎となる卵子の死後生殖を女性は受け入れ難いのではないか、とする理由が述べてある。その他にも、精子を使った人工授精が、ＡＩＤを含めて長い歴史があるのに対して、体外受精の歴史がまだ浅いことも理由のひとつかもしれない。いずれにしろ、精子の死後生殖に比べて、卵子の死後生殖に関する研究は、まだ少ない。

凍結保存の期限

死後生殖の問題点を提起したうえで、第４章で取り上げた凍結保存の期限をもう一度考えてみると、優生思想の観点以外にも論点が見えてくる。

体外受精が行われる前には、卵子が生きた細胞として体外に取り出されることはなかった。ところが、体外受精および凍結保存によって卵子は細胞として生きた状態、または少なくとも死なない状態のまま半永久的に体外で存在し続けることが可能となった。受精卵、胚についても同様である。体外受精が登場するより前、卵子は、その卵子を保持している個体、すなわち女性の死とともに死滅し、卵子が単独で存在し続けることは不可能であった。しかし、今や卵子は、卵子の由来する女性の生死とは無関係に存在することが可能である。そして、受精して胚になることも可能である。

ヒトの生命の始まりをどの時点と規定するかについては、胎児が女性の体から生まれ出て新生児となることによって生命が始まるとするなど、さまざまな考え方がある。日本の法律では、人は出生によってさまざまな私権が得られるとする条文はあるが、生命の始まりを明確に規定してはいない。胎児であっても相続権が認められたり、人工妊娠中絶可能な胎児の妊娠齢、死産に際し埋葬を要する胎児の妊娠齢に異なる規定が定められているなど、どの時点から生物としての生命を有しているとみなされるか、明確ではない。しかし、生命を有する生命体としてのヒトは、受精卵が子宮に着床した時点をもって始まるとみてよいであろう。ほぼすべての産婦人科医はそのような認識の下に診療にあたっている。つまり、生命を有するヒトというのは、着床後の胎児を含めた現に生きている人間のみであり、その死をもって、生命は消滅するはずである。

体外受精が行われることにより、胎児期を含めた現に生きている人間のほかに、将来人間になることが可能な胚という新しいカテゴリーのものが体外で多数保存されることになった。これをどのようにみなすか、ということが問題である。ある特定の男女の精子と卵子から作製された胚は、その胚自体がいまだ生命を有していない以上、それらが由来する男女の細胞の一部とみなすべきではなかろうか。すなわち、精子・卵子の由来する男女のいずれかの死とともに、胚も消滅すべきものと考える。もしも男女の死後も胚が存続しうるものとするならば、精子も卵子も、それらが由来する男女の身体から体外へ採り出された瞬間に、男女の生命とは無関係のものになったことになる。そのような配偶子、精子と卵子は、将来人間を作るためのツールに過ぎない。由来する男女の生命と無関係な配偶子から作製された胚も、同様に元の男女の生命とは無関係なツールである。そのようなツールが特定の人間の遺伝子を搭載するのは適切ではない。現在の日産婦の、精子・卵子・胚をそれらの由来する男女の死とともに廃棄するとする見解は、このような考え方に基づいている。

日産婦のこの考え方は、本人が使用する配偶子・胚だけでなく、他人が使用するために提供される場合にもあてはまるとみるべきだろう。配偶子・胚が特定の人間の遺伝子を搭載する生殖細胞であることが根拠になっているからである。卵子提供、精子提供が広く行われるようになった時に、提供された卵子・精子は使用されるまでの間、凍結したうえで長く保存されるようになるかもしれない。それら配偶子の凍結保存の期限は、やはりその配偶子の由来する人間の死の時点であるべきと考える。

海外で許容されてきた死後生殖は、精子についての議論に基づくものがほとんどである。精子だけでヒトが生まれるわけではないことが、議論を矮小化していた可能性がある。今後、卵子を含めた死後生殖の真剣な議論が交わされることを期待する。

第13章　加齢と不妊・生殖医療

不妊とは？

不妊症はさまざまな原因により発生する。そして不妊治療とは、妊娠に至る過程の中で、当該カップルにおいて障害となっている部分を補う、または矯正することにより、妊娠へと導くものであった。

妊娠成立への障害となっている原因には大別して三つあるとされている。排卵障害などの卵巣因子、卵管に原因がある卵管因子、精子に原因がある男性因子である。女性側の原因のひとつである排卵障害や無排卵に対しては、薬剤を用いて排卵が起こるよう治療されていた。一九六〇年代以降さまざまな薬剤が開発され、また投与法にも工夫が施されて、治療成績は飛躍的に向上した。しかし、不妊はそれだけですべて解消するわけではない。女性側の原因のひとつに卵管の内部が通じていないものや、手術などで卵管を摘出されたものがある。これらは、体外受精の開発により劇的に妊娠の可能性が高まった。精子の供給に異常がある男性側の要因も体外受精により妊娠の可能性が高まり、顕微授精の実施により多くの男性側要因も克服された。

不妊症の原因にはこれら三大原因のほかに、もうひとつのグループがあり、「原因不明不妊」と呼ばれる。英語では「unexplained infertility」である。上に述べたような明らかな原因が見出せず、しかし、妊娠が成立しない状態である。この第四の不妊要因の頻度は決して低くない。原因不明不妊に対しては、原因不明であるがゆえに、不妊原因の治療を直接行うことなく、排卵誘発や人工授精を行い、体外受精へと治療手段を進めていくのが常である。原因不明不妊はまた、原因不明であるがゆえに、治療ステップを進めていくうちに原因が解決したのか、していないのか、がはっきりしない。つまり、順序にしたがって治療内容のステップを進めることの意義が見出しにくい。治療の目的が妊娠成立であることを考慮すると、このようなケースでは直ちに体外受精を行えばよい、とする考え方もありうる。体外受精は、不妊症の原因に関係なく妊娠成立へといわばバイパスする治療でもある。

このほかに、なんらかの理由で性交が行なえないカップルがあり、そのような例に対しては人工授精が行われるが、人工授精で妊娠が成立しないと、原因不明不妊とみなされ、体外受精へと進むことになる。この例でも、体外受精へのバイパスが行われることがある。

不妊症の定義

不妊症とは何であろうか。「生殖年齢の男女が妊娠を希望し、ある一定期間、避妊することなく通常の性交を継続的に行っているにもかかわらず、妊娠の成立をみない場合を不妊という。その一定期間については一年というのが一般的である。なお、妊娠のために医学的介入が必要な場合は期間を問わない。」というのが、二〇一五年九月に日本産科婦人科学会（日産婦）により定められた、不妊症の現在の定義である。この時の改定により、定義の中にある妊娠の成立をみない一定期間について、「一年というのが一般的」とされたが、以前の定義では、「一年から三年までの諸説があるが、二年というのが一般的」とされていた。この二〇一五年の定義の変更は、生殖医療に関わる海外の諸機関（WHO, ICMART, ASRM, ESHRE）* において、infertility の定義が一年の不妊期間によるとされていることに合わせたものである。

＊：WHO: World Health Organization（世界保健機関）、ICMART: International Committee for Monitoring Assisted Reproductive Technologies（国際生殖補助技術監視委員会）、ASRM: American Society for Reproductive Medicine（アメリカ生殖医学会）、ESHRE: European Society of Human Reproduction and Embryology（欧州ヒト生殖医学会）

「不妊症」というのは「妊娠しない病（やまい）」という意味であるから、それをある一定期間によって定義するというのがそもそも間違いである。明らかな不妊因子を抱えている可能性のある女性に対して、一年の妊娠不成立をもって初めて不妊症とみなすのは、合理的とは言えない。

一方、通常の性交を行っている男女の間でも、従来、一年で妊娠が成立するのが八十〜八十五パーセント、二年までの成立が九十〜九十五パーセントとされてきた。したがって、一年の妊娠不成立で「不妊症」という病的状態と診断されてしまうことも厳密には正しくない。不妊症の定義に関わるこのジレンマについては、古くから多くの先人が議論を重ねている。

定義は曖昧だらけ

この不妊症の定義には、他にも曖昧な点が多く存在する。日産婦の定義の文章にはタイトルがあり、「不妊（症）の定義」となっている。一方、定義の文章では一年以上の妊娠不成立によって「不妊」とするとなっており、この状態が「症」のつく病的状態なのか、はっきりしない。

また、定義の文章の冒頭は「生殖年齢の男女」であり、この定義自体が男女のカップルについて示されているものになっている。つまり、ある女性にとって、特定の男性とのカップルであれば不妊症となりうるが、他の男性との間では不妊症ではない、ということになる。逆も当然ありうる。カップルの男性が無精子症である場合に、精子提供人工授精（ＡＩＤ）が行われることがあるが、このカップルの女性は、無精子症である男性との間では不妊症とみなされるが、他の男性との間でも不妊症というわけではない。したがって、このような例でＡＩＤが行われるのは、カップル外の男性との性交渉を避けるためという見方もできる。このような例でのＡＩＤでは、子宮内への人工授精は必ずしも必要なく、膣内への簡易な人工授精でもよいかもしれない。インターネット上などで、精子が売買されて医師の手を介さずに人工授精が行われる理由は、ここにある。

一年という期限をもって「不妊症」であるかないかを判断する前提となる、「通常の性交を継続的に行っている」という条件の「通常」、「継続的に」も曖昧である。このように「不妊」または「不妊症」の定義というのは、きわめて曖昧なものなのである。

不妊と決めるための一定期間

しかし、そもそもなぜ「不妊」または「不妊症」を定義するのに、妊娠しない「一定期間」という時間を具体的な数値で規定しなければいけないのか、疑問というほかはない。「不妊」は妊娠するはずなのに妊娠しない病的状態、「不妊症」はそれを疾患と捉えたものであるから、妊娠しない一定期間を定義の中に組み込む必要はないはずである。

妊娠しない一定期間を具体的に数値によって定める理由は、担当医が妊娠に対する相談を受けた時に、いわゆる「不妊治療」を始めるための根拠を具体的に示すために過ぎない。その具体的な数値を定義として示すことにより、いかにも学術的に認知されたかのような「不妊」の女性に対して「不妊治療」という医療行為を行うことのお墨付きが与えられるのである。

このように、「不妊」または「不妊症」の定義に妊娠しない「一定期間」を具体的に示すのは、「不妊」の本質からみると無意味なことである。まして、いわゆる「不妊治療」が真に不妊のカップルだけでなく、単に妊娠するための方策として利用される傾向が強まっている現在、「不妊治療」開始のアリバイとしての「一定期間」の提示は不必要なものとなっている。すなわち、

「生殖年齢の男女が妊娠を希望し、避妊することなく通常の性交を行っているにもかかわらず、妊娠の成立をみない」ことをもって不妊と定義すればよいのである。

加齢は不妊症か?

二〇一五年に、「不妊症」の定義が従来の二年から一年の妊娠不成立によると改定された理由として、欧米の諸機関に合わせることのほかに、近年の女性の妊娠年齢の上昇もその背景として考慮された。この議論は注意して読まないと誤解を招いてしまう。

女性が妊娠、出産する年齢は年々上昇してきている。加齢とともに女性が妊娠しにくくなっていることは、今や社会問題化しつつあり、早急な対応が求められている。一方、不妊症は、病的な疾患、または状態を指す。加齢にともない妊孕能が低下した状態は加齢にともなう自然の経過であり、病的状態である不妊症とは異なる。仮に、加齢にともない妊孕能が低下した状態を不妊症とみなすとなると、閉経前後の女性や、更年期を迎えた女性も不妊症とみなしうることになり、治療対象となってしまう。加齢による妊孕能の低下と不妊症とは分けて考えなければならない。

妊娠が成立するまでの期間と不妊症の関係を考えると、一般に年齢が高くなると妊娠は成立しにくくなるのであるから、年齢の若い女性ほど短い不妊期間をもって不妊症と判断するのが理にかなっている。女性の年齢が上昇すると妊娠しにくくなるのは必然であるから、昨今の女性の妊娠年齢の上昇した社会では、むしろ長い期間妊娠が成立しなくてもそれは加齢による結果であり病的ではない、ということになる。

一方、治療する立場に立つと、妊娠を望む女性の年齢が高いほど、早期にいわゆる不妊治療を始めることが求められる。近年の晩婚化や女性の社会進出にともなう妊娠年齢の上昇をみると、妊娠に向けての行動は早ければ早いほどよいことになる。体外受精が普及する前に行われたＡＩＤによる研究で示された、出産経験のない女性へのＡＩＤ周期数（実施回数）と累積妊娠率の関係は、男性因子（無精子症）による不妊を対象にしている点で、純粋に女性の年齢による妊孕性の差を表している（図15）[1]。二十六歳未満と二十六〜三十歳の女性の累積妊娠率と、三十一歳以上の女性の累積妊娠率との間には統計学的な有意差が存在した。三十一歳未満の女性の累積妊娠率は、三十一〜三十五歳の女性の累積妊娠率との間のＰ値がＰ<0.03、三十六歳以上の女性の累積妊娠率との間のＰ値がＰ<0.001であり、どちらも統計学的に有意である。

妊娠不成立期間と年齢

不妊期間を論ずるときに、その期間を後方視的にみるか、前方視的にみるかによって年齢に対する判断が異なる。すでに過ぎ去った過去の不妊期間を後方視的にみると、不妊期間が長くても年齢が高ければ生理的な加齢現象と考えてよく、逆に若い女性の場合にはより短い不妊期間で病的とみなせることになる。後方視的なこの判断は、病的な不妊症の存在の有無を目的としたものである。

図 15　精子提供人工授精（AID）における累積妊娠率（%）

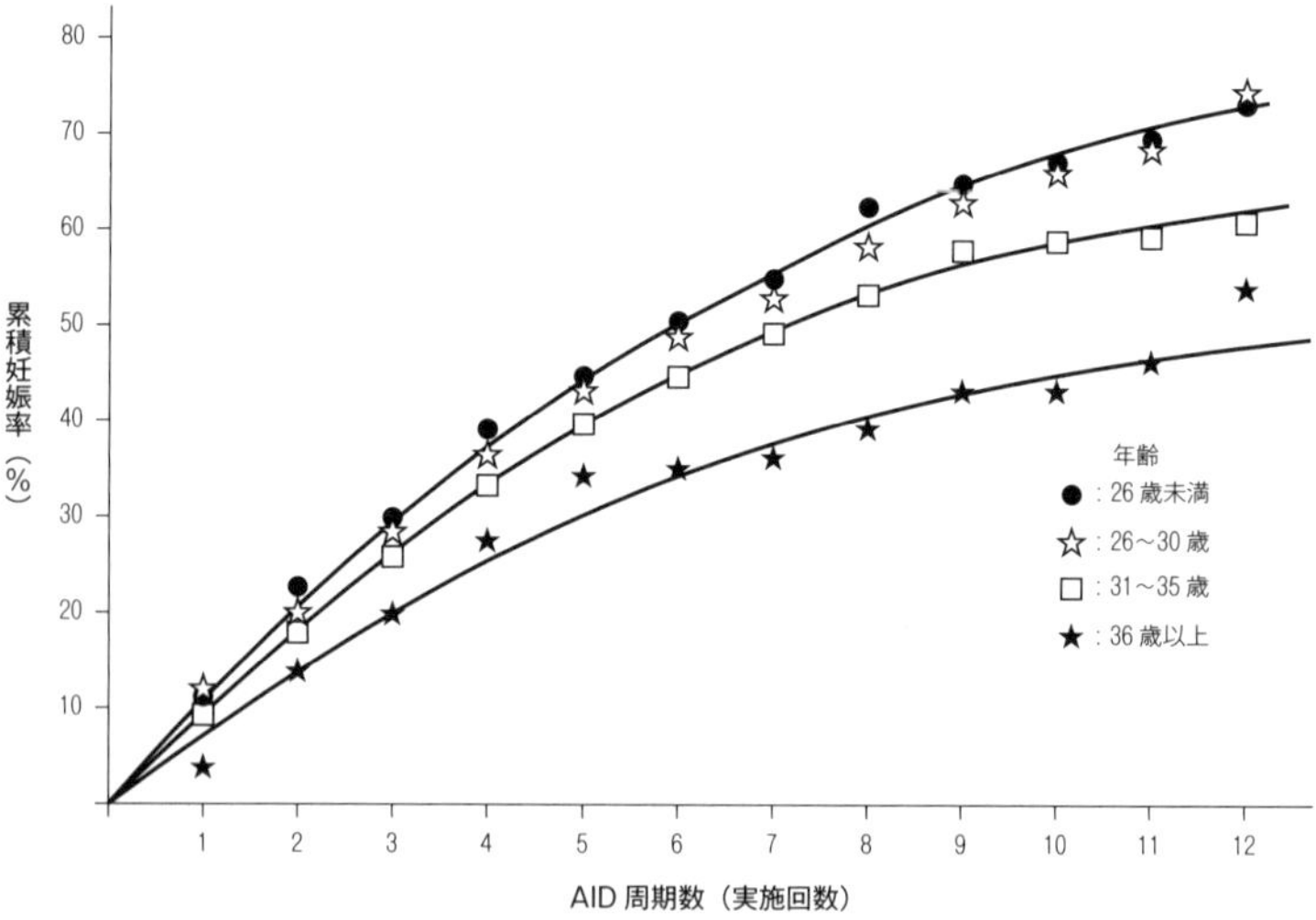

フランスの 11 の施設で 2,193 人の未産女性に行われた AID における、AID 周期数（実施回数）からみた累積妊娠率を、女性の年齢層別に示す。26 歳未満群と 26 ～ 30 歳群の累積妊娠率は同一の曲線で示してある。

Schwartz D, Mayaux MJ: *N Eng J Med* 1982; 306:404 より引用

一方、前方視的な見方をすると、高年齢の女性ほど加齢にともなう妊孕能の下降が進むことから、早期に不妊治療を始めるほうがよいことになる。この見方は、治療の要否という点からみた判断であり、必ずしも病的な不妊症であるか否かを診断するものではない。場合によっては、妊娠不成立の期間を考慮することなく直ちに不妊治療を開始することが望まれる。

一例をあげると、ある女性で一年間妊娠の成立がなかった場合、その女性が真に不妊症なのかどうかというと、その女性が二十五歳の場合と四十五歳の場合とで判断が異なる。四十五歳の女性は加齢により妊孕能が低下しているとみなすのが自然であり、二十五歳の女性こそ真に不妊症の可能性が高いと言える。これは疾患としての不妊症であるか否かの診断の問題であり、後方視的な見方である。一方、これから妊娠の成立を目指す場合、四十五歳の女性については、すでに妊孕能自体が低下していることが推測されるために、真に不妊症であるか否かとは無関係に、直ちに不妊治療を開始することが必要である。これはいわゆる「不妊治療」の要否の問題、すなわち前方視的な見方である。ここでの四十五歳女性の妊孕能の低下というのは、加齢現象であり、不妊症とは異なる。

このように、不妊または不妊症を考えるうえで、常に加齢とともに進行する女性の妊孕能の下降を念頭に置かなければならない。女性の妊孕能の下降は、加齢にともなう自然の経過である。医学と医療技術の発展とともに人間の寿命、特に女性の寿命は先進国において目覚ましく延び、日本は世界トップクラスの長寿国となった。しかしながら、女性の妊孕能は、寿命に合わせて延びるわけではない。肉体の寿命と生殖能力との時間的ギャップが大きくなっているのである。加齢にともない妊孕能の下降した状態は妊娠し難い状態であるから「不妊」と呼ぶことはできるが、「不妊症」という病的状態ではない。

「不妊」の複雑さ

加齢にともなう「不妊」は疾患（disease）とは言えない。しかしながら、これは生物統計論的な理論（Bio-statistical theory）に基づいた見方であって、考え方の基盤を変えると違った見方ができる。有害な機能不全の解析（Harmful dysfunction analysis）から見ると、本人にとって有害と言える不妊の状態に陥っている者は、たとえそれが加齢によるとしても、疾患とみなすことが可能なのである。(2)

不妊には、器質的な不妊と加齢にともなう不妊のほかにも、カップルの相手により不妊になったりそうでなかったりする状態（relational）や、同性愛者同士や、独身者など、そもそも生物学的に妊娠するはずのない状態（social）も存在する。これらは、有害な機能不全の解析からみると、どちらの不妊も機能不全はないので、疾患とみなすことはできない。しかし、生物統計論的な理論に基づけば、生物学的に妊娠しえない social な不妊は、疾患とみなされる可能性がある。

このように、「不妊」の状態はさまざまな理由で起こっているのであり、理由が多様であるがゆえに、それらを疾患（disease）とみなすか否かはその考え方の基盤によっても変わってくる。

また、その見方を進めると、それぞれの「不妊」の状態を治療の対象とするか否か、さらには、保険診療という公的助成の対象となるか、といった実用的な問題にも突き当たる。

第14章　人口構造の将来と処方箋

少子化が加速する日本

日本の人口減少とともに、少子化、高齢化が叫ばれるようになって久しい。一人の女性が十五歳から四十九歳の間に産む子どもの数を示す合計特殊出生率は、二〇一八年には一・四二であり、二〇一九年には一・三六と低下したが、最近十数年は横ばいの状態である（図16）。年間出生数は年々減少を続け、二〇一六年に初めて百万人を割り込んだかと思うと、二〇一九年には簡単に九十万人も割り込んでしまった。二〇一八年に九十一万八千四百人であった出生数は、二〇一九年には八十六万五千二百三十四人と減少幅も拡大している（図17）。出生数の減少が続いているのに、出生率に変化がないのは、分母となる日本の総人口が減少しているために、出生数が減ってもその率が変わらないからである。

このような中、生殖補助技術の拡充が少子化の進行を抑えるのに有効であるとする見方がある。また、女性が高年齢で妊娠するようになっていることに対して、生殖補助技術の導入によりこうした女性が高年齢でも安心して妊娠出産に臨むことができるようになるのではないかと期待され

図 16　日本の合計特殊出生率の年次推移

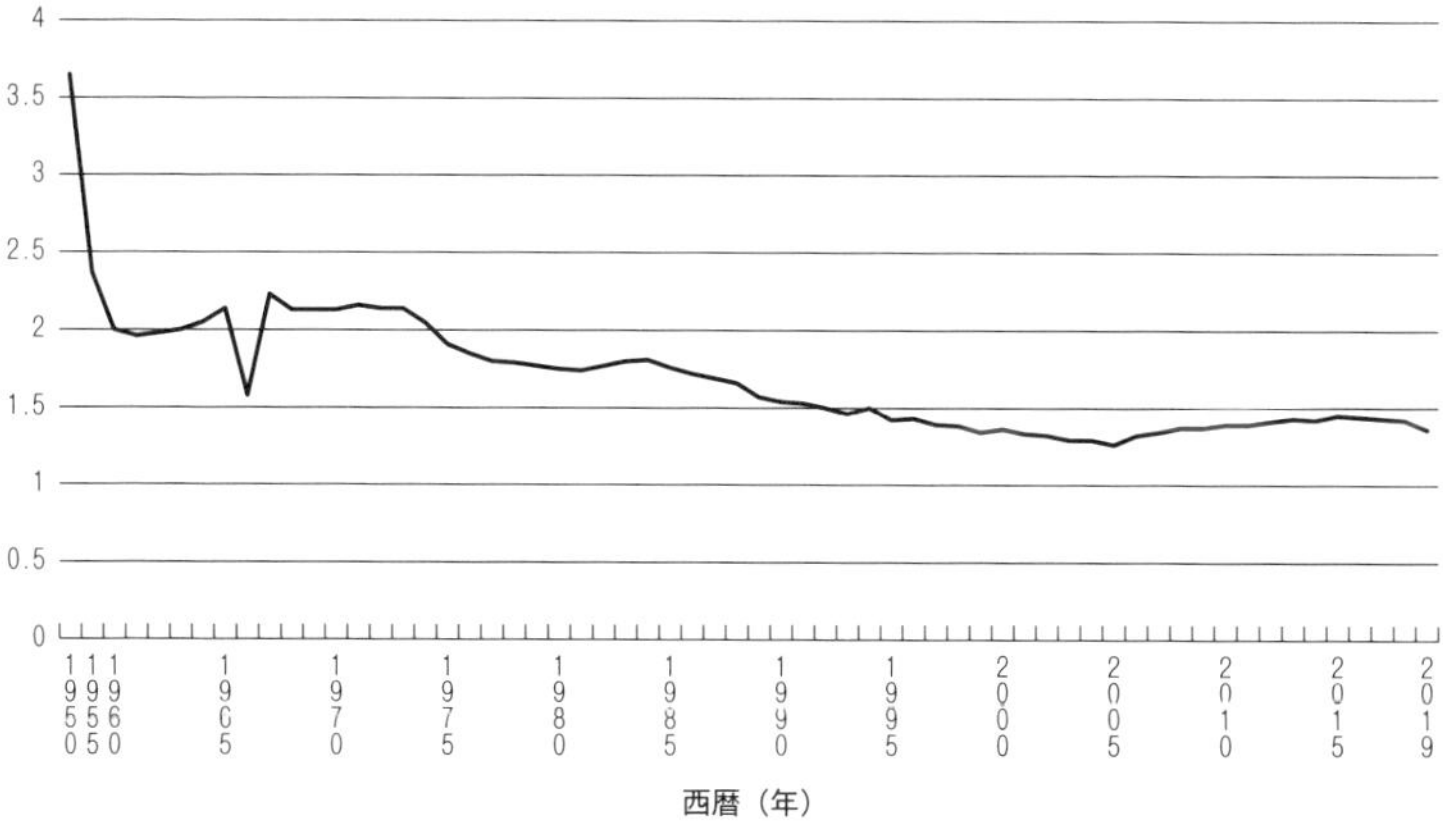

合計特殊出生率とは、15 ～ 49 歳の女性の年齢別出生率を合計したものである。ある年の合計特殊出生率は、それぞれの年における 15 ～ 49 歳の女性の年齢別出生率の合計であり、その年の全女性の出生状況を反映することになる。

国立社会保障・人口問題研究所、人口統計資料集 2020 年版、厚生労働省人口動態統計 2020 を元に作成

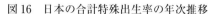

図 17　日本の年間出生数の年次推移

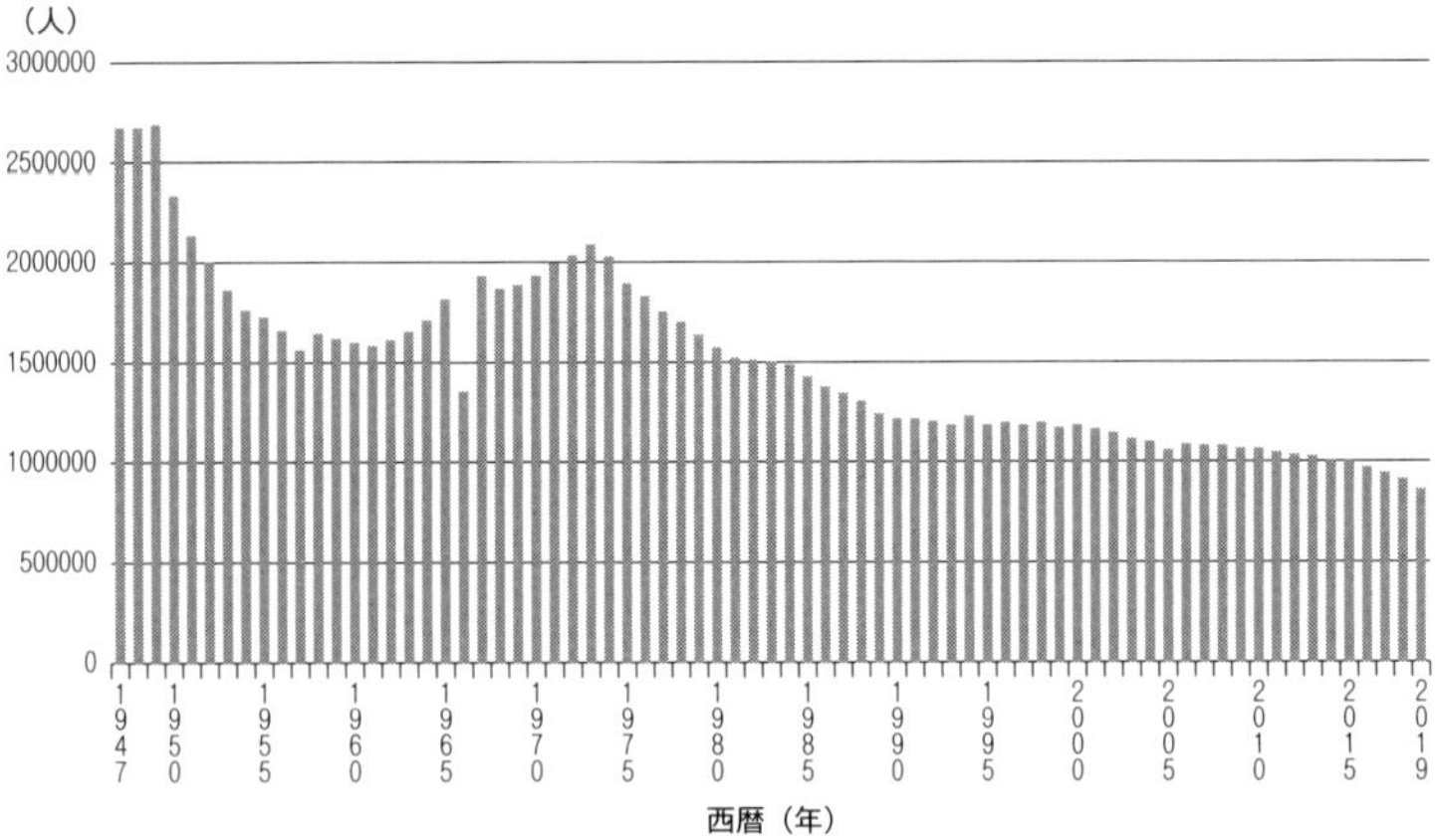

出生には死産は含まれない。

国立社会保障・人口問題研究所、人口統計資料集 2020 年版、厚生労働省人口動態統計 2020 を元に作成

ている。しかしながら、生殖補助技術を利用することで高年齢での出産が標準的になることにより却って人口減少は増幅し、労働人口の減少から経済の縮小へと進む可能性がある。では、今私たちはどのような方向を目指せばよいのか。その対策を考えるうえで、まず現在の妊娠・出産に関わるさまざまな統計を通覧してみる。

少子化の要因

現代の少子化を招いている原因のひとつは、結婚年齢の上昇である。図18は、日本における男女の初婚年齢の推移を示したグラフである。男女とも、最近二十年間に約三歳の上昇がみられる。また、図19は、男女の未婚者の率の推移を年齢層別に示したグラフであるが、男女とも一九八〇年以降、上昇が続いている。男女とも二十歳代、三十歳代とも結婚しない傾向が高まっていると言えるが、とくに二十歳代の女性での上昇が著しい。

次に図20に、結婚してから第一子が出生するまでの期間の年数別比率の推移を示す。一九五五年から二十年ごとのグラフであるが、一九七五年までは、約八十パーセントの夫婦が結婚後二年以内に第一子の出生をみていたのに対し、一九九五年には、その比率が七十パーセント程度に低下した。それでも、一九九五年には約四十パーセントの夫婦で結婚後一年以内に第一子の出生があったのに、二〇一五年には一年以内の第一子出生は三十パーセントを切っている。呼応するように、結婚後長い年数を経た後に第一子出生に至る夫婦の比率が着々と高まっている。ここに示

図18　男女の初婚年齢の推移

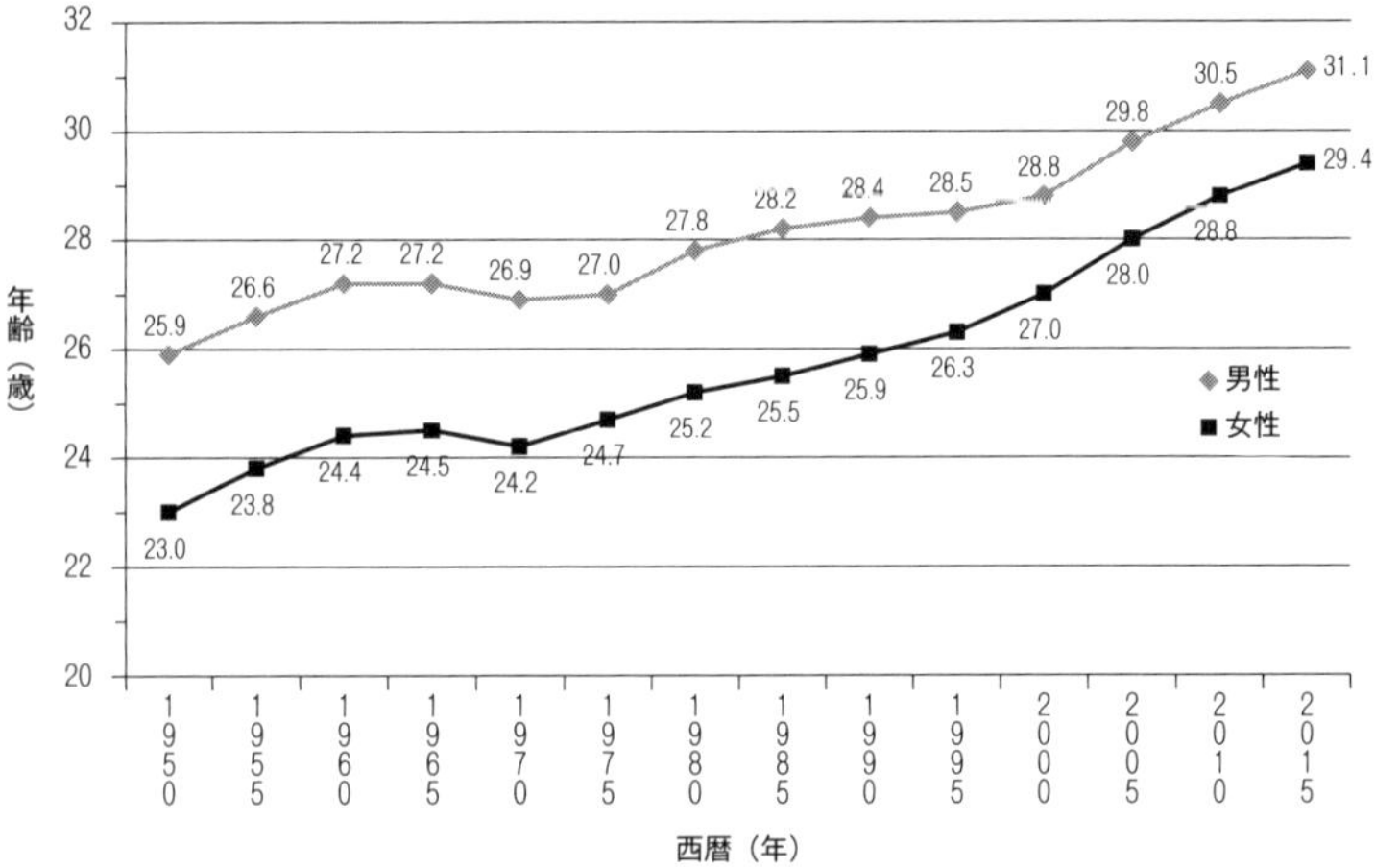

厚生労働省、人口動態統計を元に作成

図 19　男女の年齢層別未婚率の推移

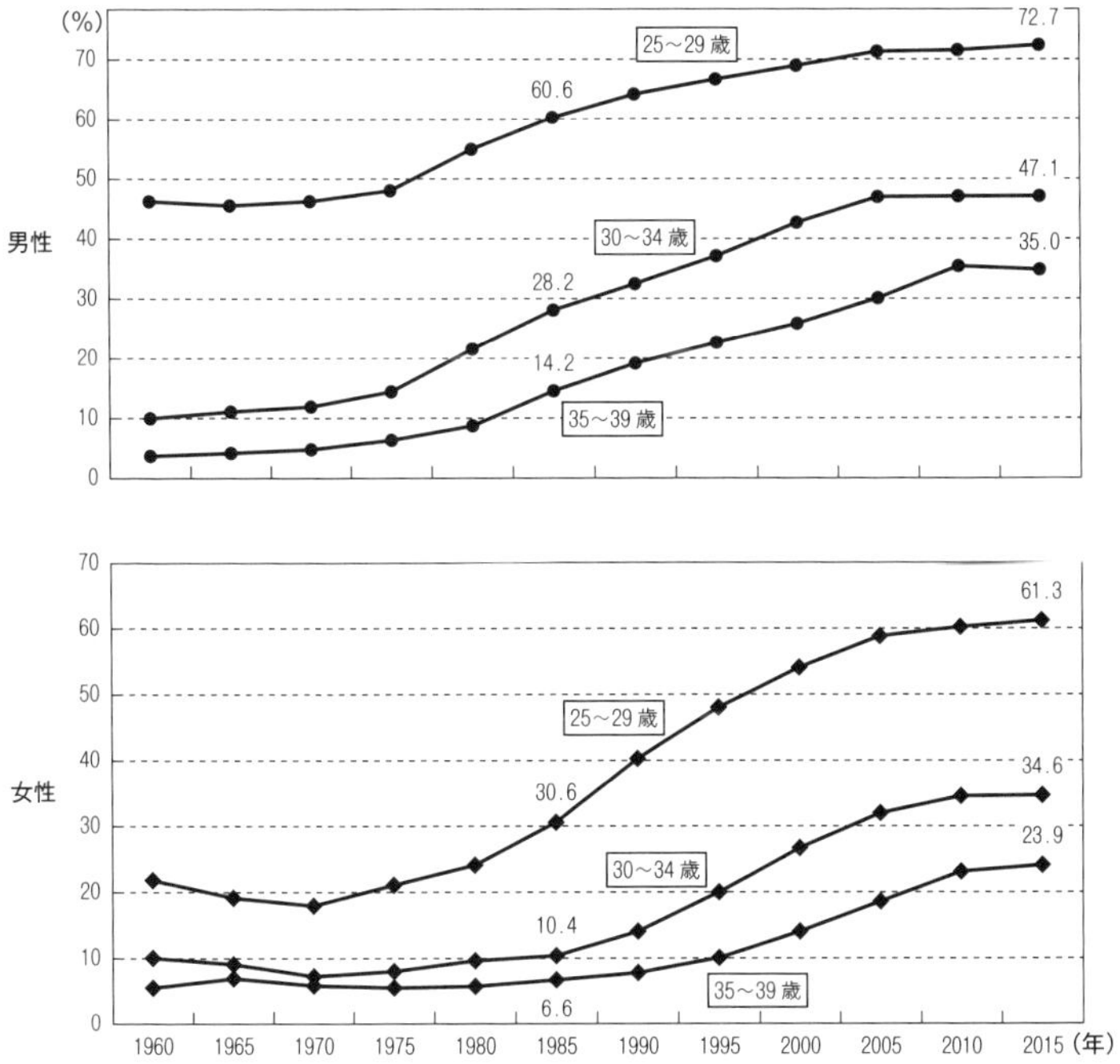

内閣府ホームページ（総務省「国勢調査」2015 を元に作図）より

す各年度、一九五五年、一九七五年、一九九五年、二〇一五年の結婚後第一子出生までの期間の平均値は、それぞれ、一・六八年、一・五五年、一・七八年、二・四一年であり、年とともに延長している。しかも、二十年刻みの統計を示しているのに、一九九五年から二〇一五年までの二十年間の変化がそれまでの四十年間の変化に比し、急峻であることがわかる（図21）。第一子出生までの期間の延長は、女性の社会進出にともなって、結婚後もすぐに子どもを作ろうとしない傾向がある、という社会的な要素だけでなく、結婚年齢が上昇しているために、子どもができにくく、不妊傾向が強まっているという生物学的な要因の結果も含まれると考えられる。

ここまでに示したように、非婚者の増加、初婚年齢の上昇、結婚後出産までの期間の延長、これらがあいまって女性が第一子を出産する年齢は年々上昇している（図22）。二〇一八年の第一子出産年齢は、二〇一五年と同じく三十・七歳である。第一子出産年齢の上昇は、日本だけが抱える問題ではなく、先進国に共通の課題である。OECD Family Database から引用した各国の第一子出産年齢の比較のグラフを図23に示す。

第一子だけでなく、第二子、第三子など含めたすべての子どもの出生についての出生率を女性の年齢別に示すデータとして、年齢別出生率がある。図24に、女性の年齢別出生率の一九五〇年、一九八五年、二〇一八年のデータをひとつのグラフに表わした図を示す。全体として出生率が低下しているのがわかるが、さらに出生率のピークを示す年齢が徐々に上昇してきているのがわかる。また、一旦下降した三十歳代、四十歳代の出生率が二〇一八年には再び上昇していることも

図 20　結婚後第 1 子出生までの期間別比率の推移

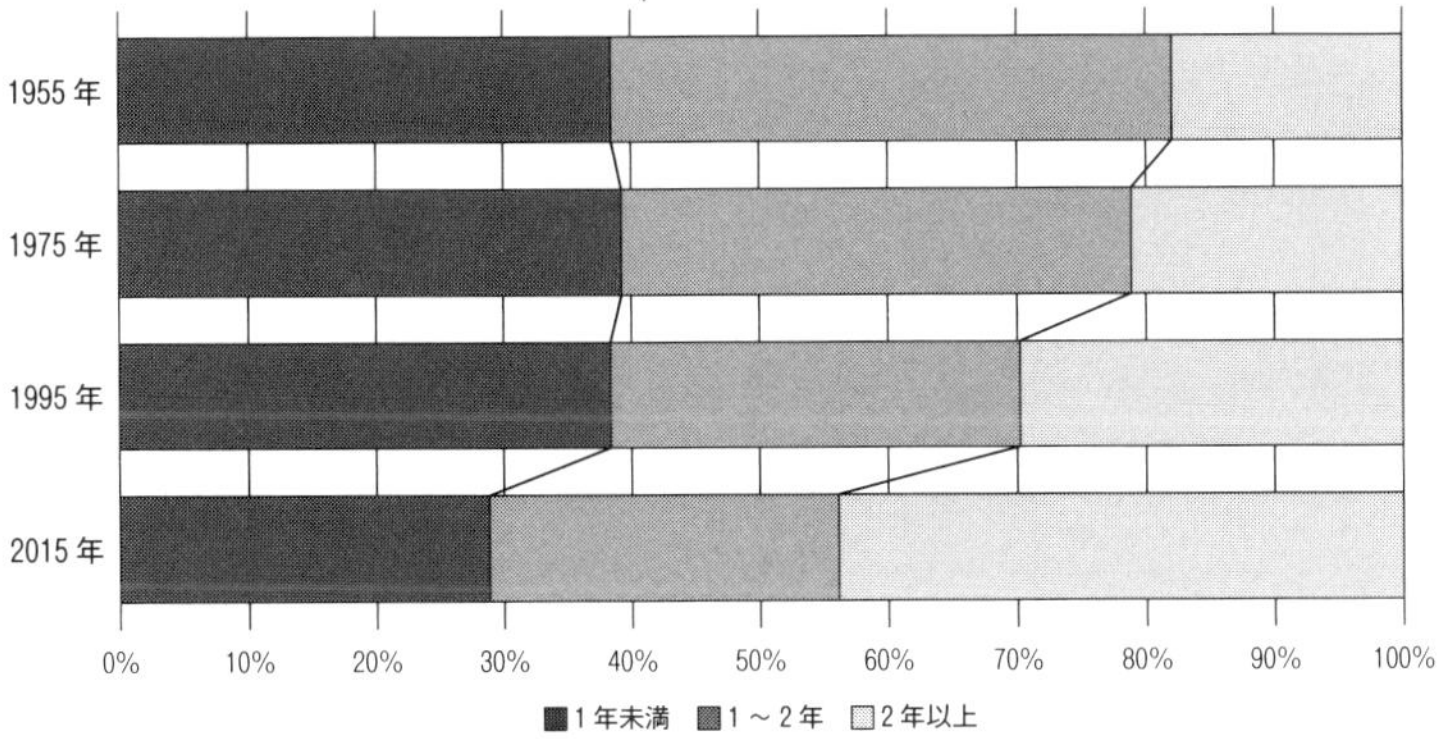

国立社会保障・人口問題研究所 - 人口統計資料集 2020 年版を元に作成

図 21　結婚後第 1 子出生までの平均期間（年）の推移

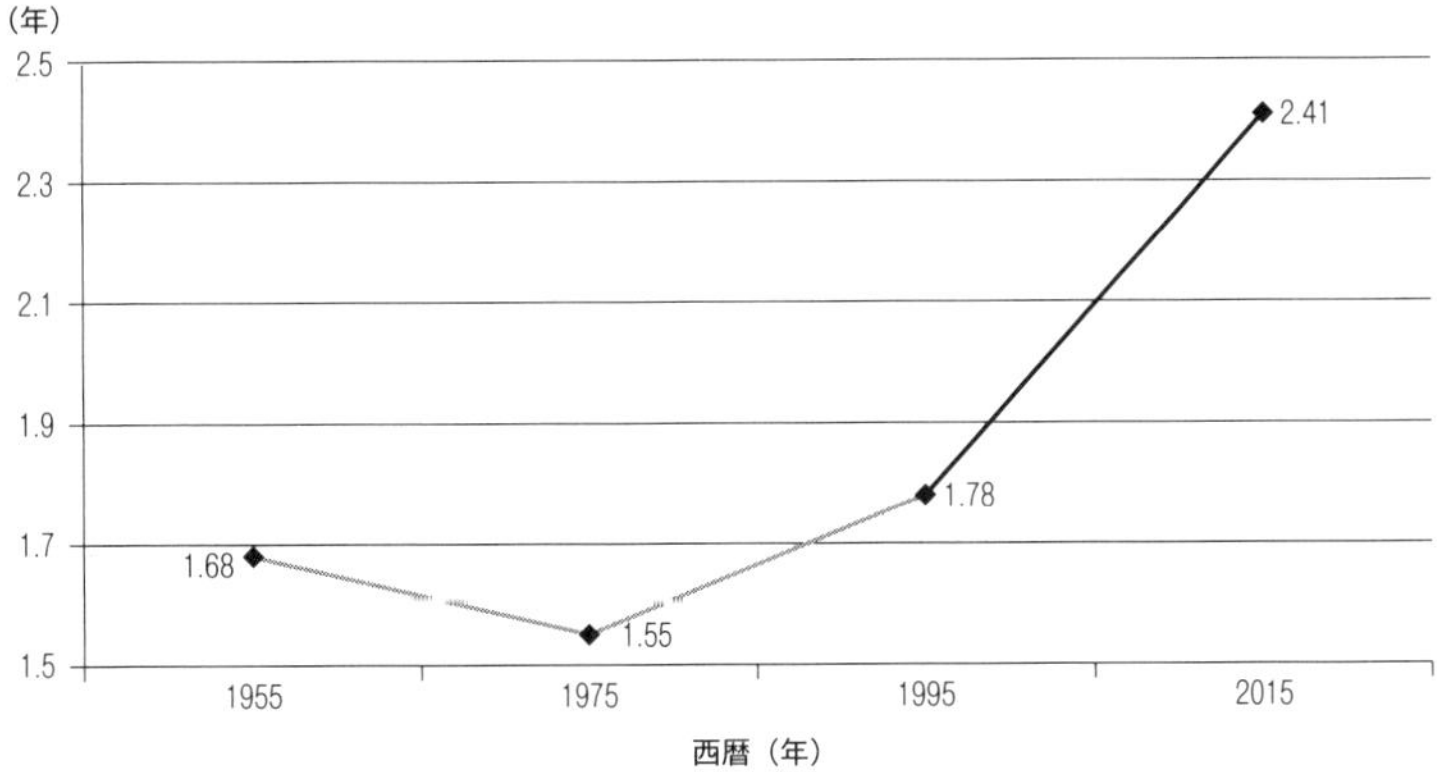

国立社会保障・人口問題研究所 - 人口統計資料集 2020 年版を元に作成

図 22　第 1 子出産年齢の推移

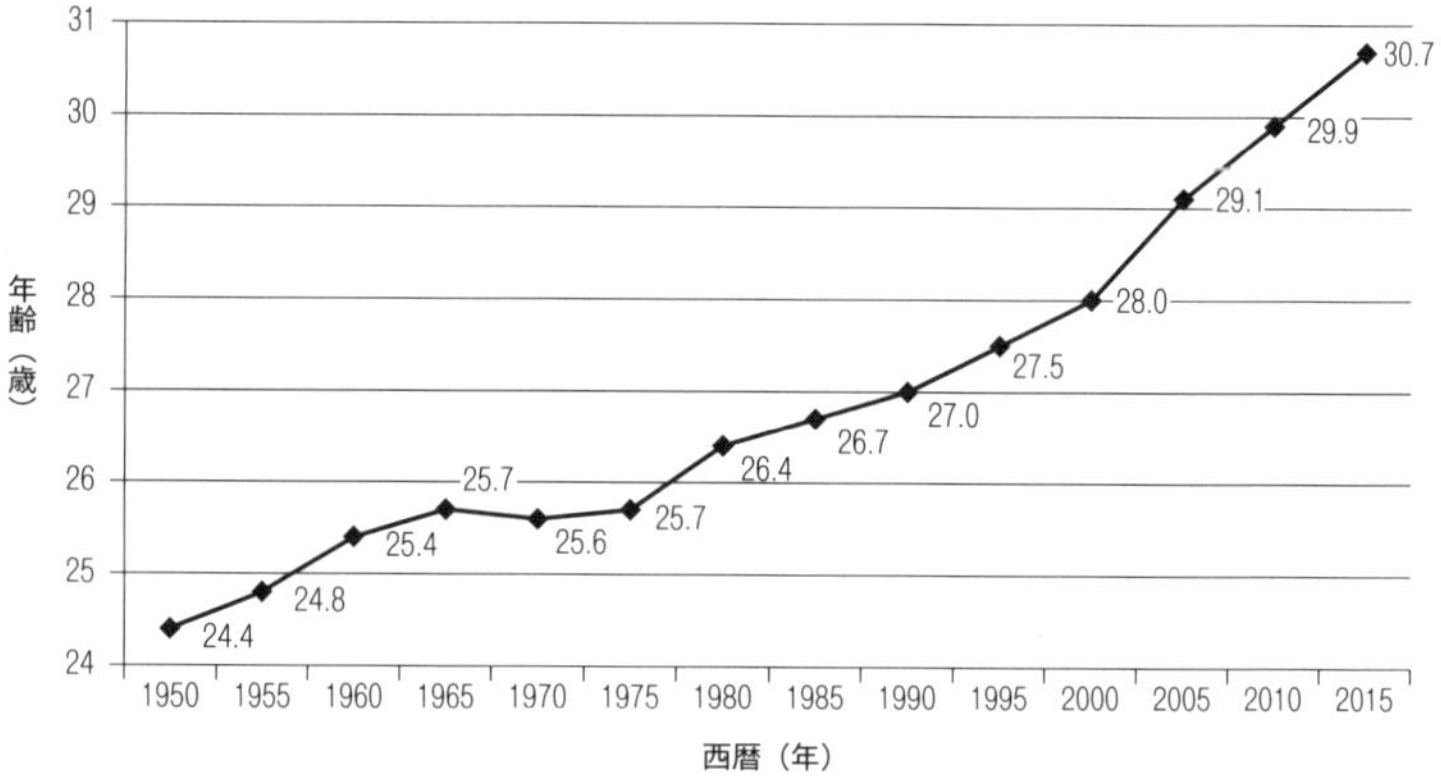

厚生労働省、人口動態統計を元に作成

図 23　女性の第 1 子出産時の国別平均年齢とその推移

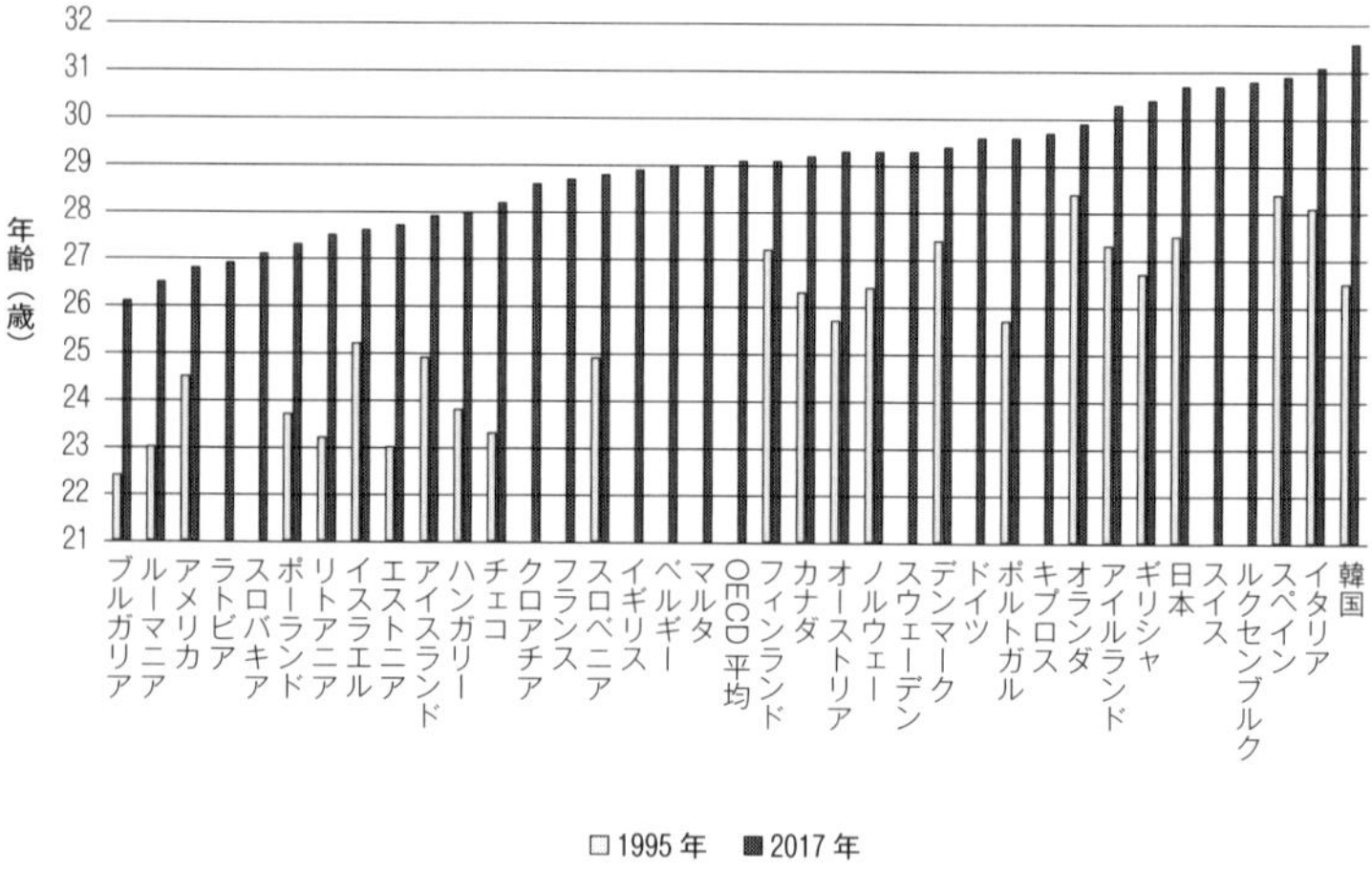

OECD Family Database を元に作成

図 24　日本の年齢別出生率の推移

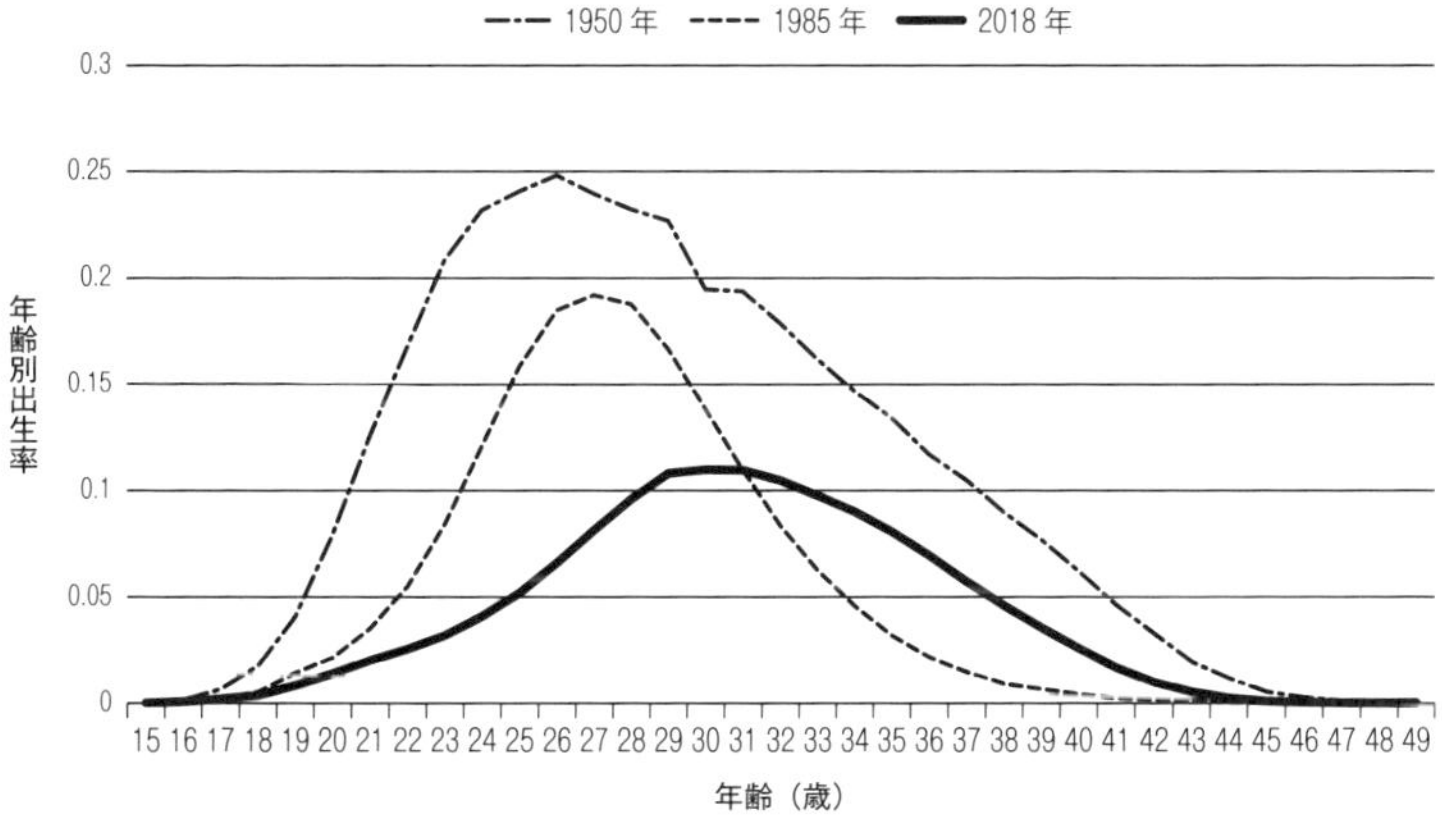

国立社会保障・人口問題研究所 - 人口統計資料集 2020 年版を元に作成

読み取れる。同様の傾向は、米国の統計からも読み取ることができる（図25、26）。米国においても、四十歳以上の出産が一九九〇年以降上昇し続けているのがわかる。

さまざまなデータからわかることは、男女の結婚年齢の上昇、および出産時年齢の上昇、さらには出産子数の減少であり、これらは、晩婚化、晩産化、少子化という、現代社会の抱える問題点のキーワードとなっている。背景には、核家族化、都市への人口集中、女性の社会進出など、さまざまな要因が関係していると考えられる。現在これらの要因が解消する兆しは見えないし、女性が社会進出することは歓迎すべきことであることから、これらの要因は一概に解消すべきものというわけではない。このような社会的背景の中にあっても、少子化が進行することなく、むしろ子どもの数が増える方向へと進むような方策を考えなければならない。

卵子凍結保存が歓迎される理由

このような社会状況の中で、女性が年齢の上昇とともに妊娠しにくくなる、また妊娠しても流産の可能性が高くなる、ということが頻繁に聞かれるようになってきた。女性の年齢上昇に伴う妊孕能低下と流産傾向は、最近になって明らかになったわけではなく、生理的な事実として以前からわかっていたことである。近年の社会状況の変化の中で、広く一般市民に認識されるようになっただけのことである。

晩婚化、晩産化、少子化が進行し続ける現代、自分自身の卵子をのちの妊娠に備えて凍結保存

図 25　米国の年齢層別出産率の推移（45 歳未満）

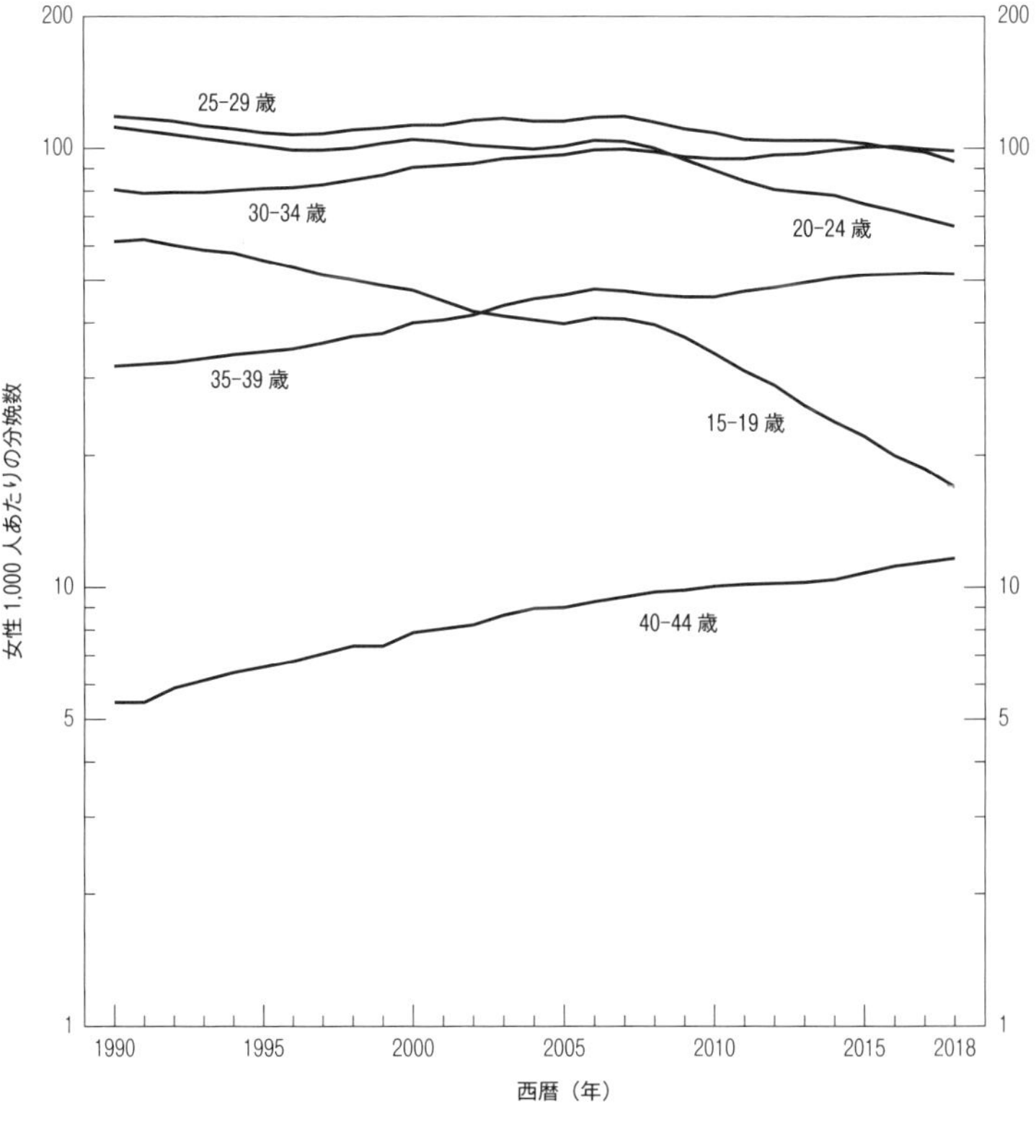

縦軸の目盛は女性 1,000 人あたりの分娩数であり、図 26 の縦軸とは異なる。
Birth, Final Data for 2018/2012: National Vital Statistics Reports CDC より引用
CDC: Centers for Disease Control and Prevention: 米国疾病予防管理センター

図 26　米国の年齢層別出産率の推移（45 歳以上）

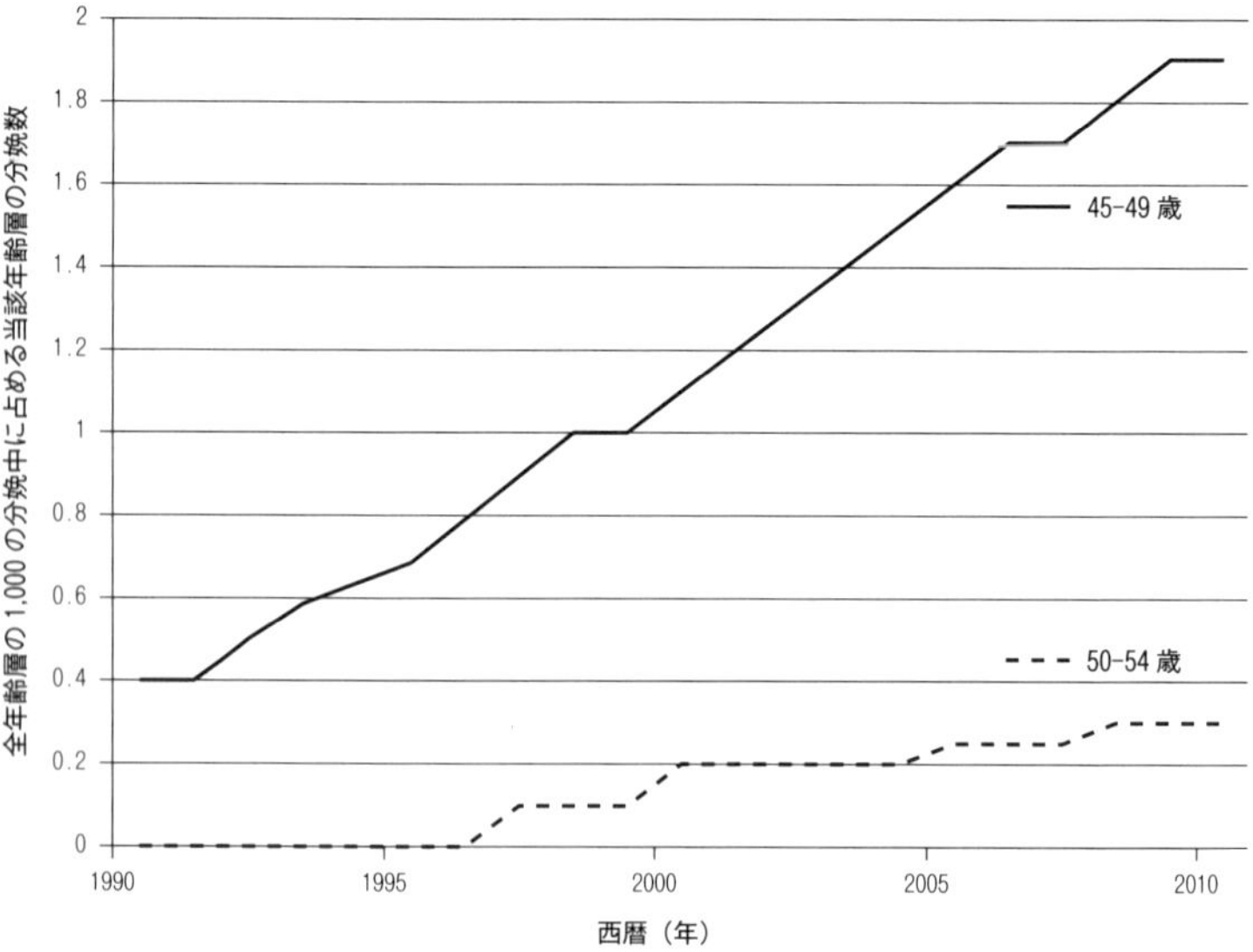

縦軸の目盛は全年齢の女性の 1,000 分娩中に占める当該年齢層の分娩数であり、図 25 の縦軸とは異なる。

Birth, Final Data for 2018/2012: National Vital Statistics Reports CDC より引用

CDC: Centers for Disease Control and Prevention: 米国疾病予防管理センター

しておくことは、まさに救世主のような手段である。年齢が上昇してから、成功率の低い不妊治療に臨んだり、他者から卵子提供を受けることに比して、明らかに受け入れやすい手段なのである。また、若い時期の卵子を使うことから、たとえ年齢が上昇してから妊娠したとしても、染色体異常など加齢にともなう卵子の異常も少ないと考えられる。このように、現代の社会状況からみて卵子凍結保存は、女性の人生設計のうえでの選択肢となりやすい。

現在のところ、卵子凍結保存が社会に広く普及している状態とまでは言えないが、あらゆる女性から手の届く身近な手段となった場合、女性の所属する企業においては積極的に卵子凍結保存を奨励するかもしれない。女性にとってキャリアを中断せずに済む、ということは、企業にとっても貴重な戦力を継続的に温存できることになり、理想的である。また、働く女性に限らず、結婚する相手の男性になかなかめぐり会わない女性にとっても、子をもつことを理由として妥協するような結婚をしなくて済む。女性個人にとってのみならず、社会全体からみて、卵子凍結保存は待ち望まれていた手段と言える。

卵子凍結保存に潜む落とし穴

卵子凍結保存は、現代社会が抱える最も大きな課題とも言える少子化問題、ひいては人口減少を解決に導くのに有用な手段と言える。かつ、卵子凍結保存は、当事者の女性自身が受け入れやすい手段であるばかりでなく、女性を取り巻く社会、とりわけ女性を雇用する企業にとっても好都合の手段である。企業としては、女性に対して費用補助をしてでも卵子凍結保存を奨励し、企業における戦力の切れ目のない維持に努めたいであろう。

しかしながら、凍結保存した卵子を用いて当該女性が必ず妊娠するか否かは、わからない。凍結保存卵子を用いた妊娠は、保存卵子を解凍し、精子を注入する顕微授精というステップを経て受精が成立した胚を子宮に移植し、その胚の着床が成立した場合に成り立つものである。卵子を凍結保存したからと言って、それで妊娠が成立したわけではない。凍結保存卵子からの妊娠は、技術的にもいくつかのハードルを越えて初めて成立するものなのである。また、なによりも、パートナー男性のいない状況で卵子凍結保存した女性にとっては、パートナーとなる男性が出現することが前提となる。卵子を凍結保存することを妊娠することと同等であるかのように錯覚してしまいかねないが、実際はそうではない。卵子を凍結保存することによって目的達成とみなしてはいけないのである。卵子を凍結保存しても妊娠しないのであれば、少子化の解消には寄与しない。

高年齢妊娠はさらに増加

現在、女性の晩産化の進行が問題視されているが、卵子凍結保存が普及すると、晩産化はますます進むであろう。なぜなら、若いうちに凍結した自分の卵子が保存されているとなると、女性は安心して歳を重ねることができるからである。年齢が上昇したからといって妊娠しにくくなることを心配する必要がなくなるし、卵子提供を受け、他の女性の遺伝子に由来する子どもをつくるというジレンマに悩むこともなくなる。中には、高年齢出産として片づけられないほどの超高年齢出産と呼ぶべき例も出現するかもしれない。

卵子凍結保存と卵子提供が一般化する以前の段階である現在の晩産化は、女性が歳を重ね妊娠が可能な年齢の限界に近づいた時点で、いわば観念して妊娠に臨む、という必然的にブレーキがかかっているような状況である。卵子凍結保存と卵子提供には、このブレーキをはずす効果があり、とくに自分の卵子である卵子凍結保存をしておけば、躊躇なくブレーキをはずすことができる。

しかし、たとえ本人の卵子による妊娠であっても、年齢が上昇してからの妊娠となると、高年齢妊娠のリスクがつきまとうことになる（表6　六十九ページ）。たしかに、本人の若い時に採卵した卵子であるので、卵子の加齢による障害は回避できるであろう。しかしながら、女性本人の年齢は上昇しているので、加齢にともなうさまざまな妊娠リスクが発生する。妊娠高血圧症候群（旧称：妊娠中毒症）の発症頻度は確実に上昇する。そのほか、妊娠糖尿病の頻度の上昇など、さまざまな母体の合併症は年齢とともに上昇する。また、年齢とともに発症頻度が上昇する子宮筋腫などの子宮や卵巣の疾患のために、妊娠に適した状態でなくなっている可能性もある。近年の周産期医学・医療の発展、充実によりこれらのリスクは克服されてきているとはいうものの、胎児の状態が著しく悪化したり、母体が命を落とす危険につながったりする可能性も、妊婦の年齢とともに上昇する。海外の報告では、凍結保存卵子を使用しない理由の一つに、すでに年齢が高いからや健康上の理由が挙げられており、せっかく卵子を凍結保存しても、自ら使用を辞退する例があることがわかる。

少子化の解消に寄与しない

自分の卵子により妊娠するからといっても、高年齢となってから複数回の妊娠を経験することは容易ではない。四十歳代後半や五十歳代での妊娠となると、一度限りの妊娠で一人の子どもをつくるのが精いっぱいかもしれない。妊娠・出産という局面だけでなく、年余にわたり続く育児についても、高年齢となってからでは繰り返し経験するのを躊躇するであろう。卵子凍結保存を奨励したとしても、社会が抱える少子化の解消には寄与しない。

世代間年齢差の拡大により人口は減少する

卵子凍結保存による妊娠が軌道に乗り一般化すると、個々の女性が子どもをもつ可能性が高まり、女性個人やその夫婦の満足は得られるとしても、それが社会の人口増加にはつながらない。むしろ、人口減少が加速するであろう。

凍結保存した卵子を用いることにより、女性の年齢が上昇してから妊娠し子どもをもつことを考えよう。女性が四十五歳で出産し子をもつとして、二十五歳で出産して子をもつ場合との比較を、一つの家系の世代の交代として図示する（図27）。この図では、寿命を八十五歳として表示してある。女性が二十五歳で出産する社会では、親が二十五歳で子を産み、その子も二十五歳で子を産むとすると、第一世代（親）は、五十歳で孫をもつことになる。その結果、三十年以上にわたり、三世代が同時に生存する時期があり、さらに第一世代が七十五歳の時に曾孫をもつことになる。

ところが、女性が四十五歳で出産する社会では、第二世代が子を産むのは第一世代が九十歳の時になるので、三世代が同時に生存することは難しいかもしれない。孫の顔を見ることなく世を去り、生まれた時にすでに祖父母はこの世にいない、というのが普通になる。

生産年齢人口の減少は経済の縮小につながる

生産年齢人口について考えてみる。経済学上の生産年齢人口は、十五〜六十五歳の人口と定義されているが、ここではより現実に即して二十〜六十五歳とする。前項に続き、一つの家系の世代の交代を図示する（図28）。女性が二十五歳で出産し子をもつ社会では、親子の両方が生産に従事する現役世代である期間が約二十年間あることになる。しかし、女性が四十五歳で出産する社会では、親子の両方が現役世代、ということは稀な事例となる。一つの家族で生産年齢に含まれる人員は、親の世代または子の世代のどちらか一方だけとなる。社会全体でみると生産年齢人口は減少する。国全体の活力がなくなり、経済が縮小していくかもしれない。

図 27　世代間年齢差の拡大は人口減少をもたらす

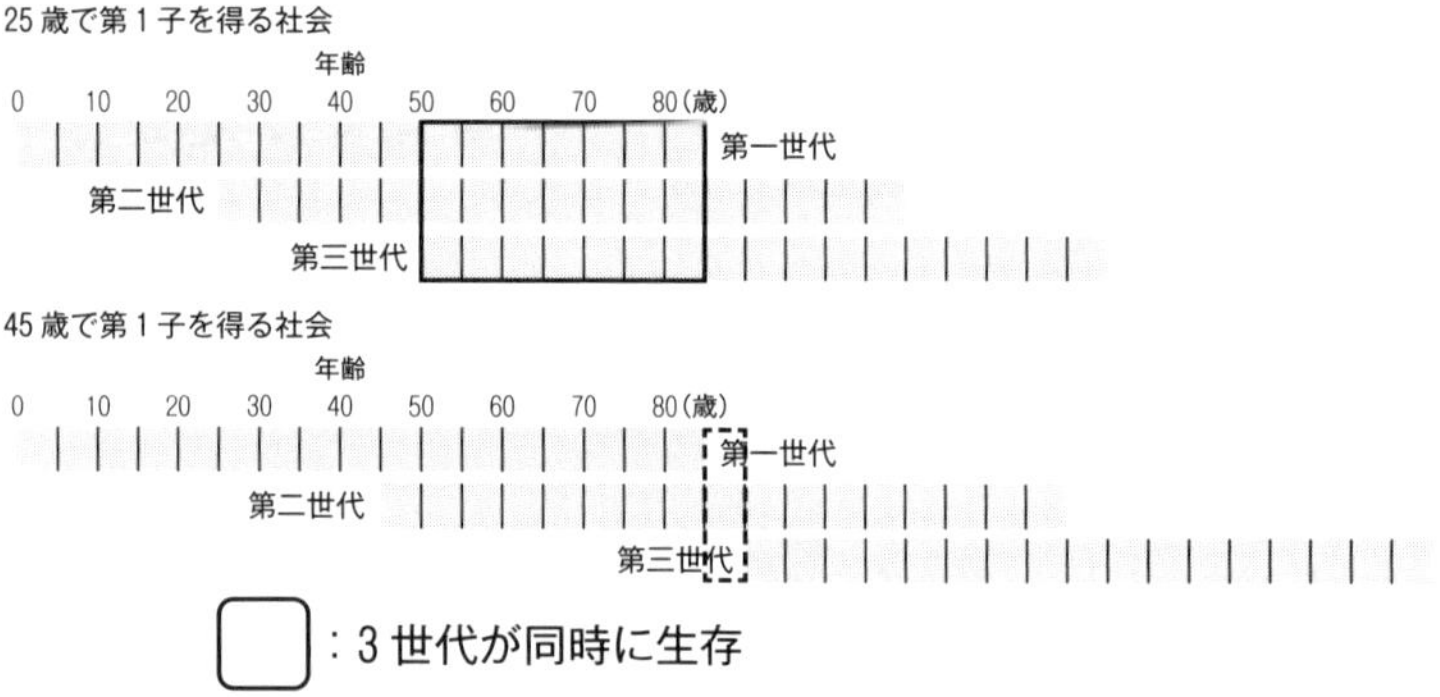

同年齢の夫婦（第一世代）とその子（第二世代）、孫（第三世代）が、それぞれ 85 歳まで生存すると仮定し、それぞれが生存する期間を示した図である。上図は、夫婦が 25 歳で第 1 子を得る場合、下図は夫婦が 45 歳で第 1 子を得る場合である。3 世代が同時に生存する期間を太線で囲んだところ、上図では 3 世代同時生存が 35 年間あるが、下図では 3 世代同時生存の期間はない。社会全体の人口は減少に向かう。

図 28　世代間年齢差の拡大は生産年齢人口の減少をもたらす

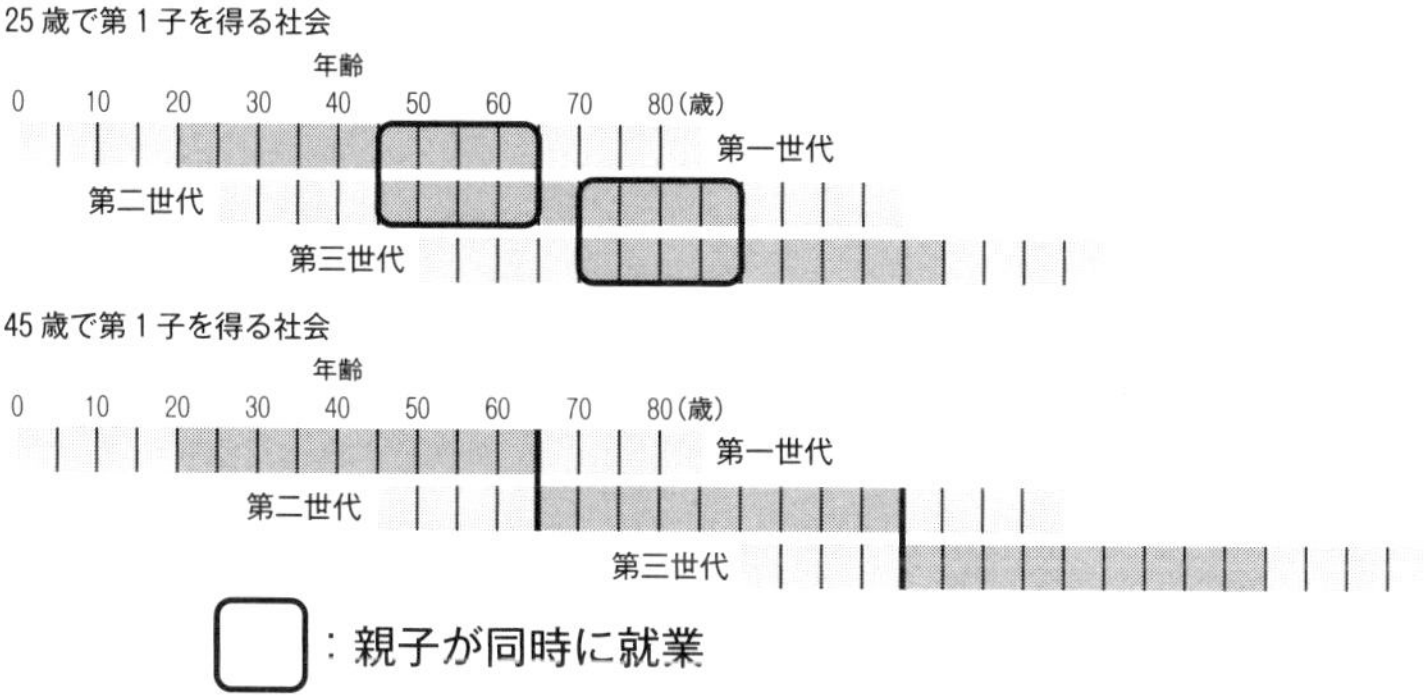

同年齢の夫婦（第一世代）とその子（第二世代）、孫（第三世代）が、それぞれ 85 歳まで生存すると仮定し、それぞれが生存する期間を示し、さらにそれぞれが生産年齢人口に含まれる期間を濃く示した図である。経済学上の生産年齢の定義は 15 歳以上 65 歳未満であるが、より実態に即したものとして、20 歳以上 65 歳未満として表示した。上図は、夫婦が 25 歳で第 1 子を得る場合、下図は夫婦が 45 歳で第 1 子を得る場合である。この家系で 2 世代が同時に生産年齢に含まれる期間、すなわち親子が同時に就業する期間を太線で囲んだところ、上図では 2 世代が同時に就業する期間が 20 年間ずつあるのに対して、下図では 2 世代が同時に就業する期間はない。生産年齢人口の減少は、経済の停滞を招くおそれがある。

卵子凍結保存は、一見、少子化問題解決の切り札の一つのように見えるが、実際は、一度口にするとその甘さに病みつきになり止めることができず、食べ続けているうちに身体がボロボロになっていく禁断の果実なのである。

とるべき対策

まず大切なことは、働く女性が妊娠、出産、育児を経験するとしても、それによる仕事の中断がキャリアにとってマイナスになることのないよう雇用主である企業が適切な方策をとることである。働き方の内容が多様化している現在、在宅勤務やテレワークなど、とるべき対応はある。第2章のシミュレーションのC子のように、自然経過で妊娠、出産を経験した女性が仕事を続けられなくなるようなことがないようにしなければならない。しかし、そうは言っても、卵子凍結保存という禁断の果実が使用可能であるからには、企業としては援助して奨励したくなるのもやむをえない。企業が、卵子凍結保存ではなくC子のような女性の生き方を推奨するように動くためには、その企業に相応以上のインセンティブを付与する必要がある。これは、政治や行政の役割であろう。

また、すべての女性が、加齢とともに卵巣も齢を重ね、卵子の数が減り質が衰えていくことを学ばなければならない。この啓発は、女性だけでなく男性も対象とすべきであり、しかも成人するよりも前から行われなければならない。これは医療界だけでなく教育界の役割でもある。英国の研究機関が二〇〇九年七月から二〇一〇年四月の間に、インターネットを利用して一般市民に妊孕能に関する設問への回答を求めた。[1] 日本からは四百八十一人から回答が得られたが、正解率は先進国の中でもひときわ低い。この状態の改善が、今われわれ医療者に課せられている課題であろう。

第15章　おわりに

体外受精が変えてしまった生殖行動

体外受精が実施されるようになって約四十年が経過した。それまで自身の子どもをもつことができなかった多くの女性にとって、この上も無い朗報であった。同時に子どもを待ち望む男女カップルの間に子どもが生まれる、というだけでなく、体外受精以前には想定されることもなかった生殖行動が可能となった。

当該カップルだけでなく、第三者が生殖行動の中に組み入れられることにより、親子関係や家族関係が複雑になることが懸念されている。凍結保存や着床前診断を用いると、妊娠する時期や生まれる子どもの遺伝的特徴を意のままにコントロールすることが可能である。不妊症の治療手段として開発された体外受精であったのに、現在では人が子どもをもつための手段のひとつと捉えられるようになっている。

不妊治療はバイパス医療、そして優生思想へ

不妊治療は、妊娠して子どもをもつことが最終的、かつ唯一の目標である。途中の診療過程にどのようなステップを踏んだかは、医師にしてみれば重要な要素と言えるかもしれないが、治療を受けるカップルにとっては妊娠したか否かの結果がすべてである。妊娠への最も確実な手段をすぐにでもとりたいと考えるのは当然であろう。自然に近い妊娠のための治療で時間を費やすよりも、途中のステップを省略するバイパス医療へと進みやすい。こうなると、必ずしも不妊症ではないカップルが計画的に子どもをつくるために不妊治療を利用することにもなりやすい。不妊症ではないカップルも利用するようになっているためか、現在では不妊治療ではなく、生殖医療と呼ばれることが多い。このようにバイパス医療へと進みやすいことが生殖医療の特徴とも言える。不妊ではないカップルが子づくりのために生殖医療を利用する時、体外受精は、真っ先に選ばれる手段となりうる（図29）。その時に、本書で取り上げたさまざまな技術を駆使して、カップルが、あるいは女性個人が望むとおりの妊娠・出産に導くことが可能である。さまざまな技術とは、配偶子や胚の凍結保存、配偶子提供、代理懐胎、そして着床前診断、さらにはゲノム編集である。

生物として基本的な生殖行動がさまざまな科学技術によって修飾される時、その多くの隙間に優生思想が忍び込む可能性のあることを第11章で紹介した。「内なる優生思想」と表現したように、人間が生物の本能として優生思想に基づく行動をとる傾向があることから、生殖に関する科学技術の導入にあたっては、特に留意する必要があろう。凍結保存技術により、配偶子と胚には、

図 29　不妊治療から生殖医療、そして近未来の子づくりへ

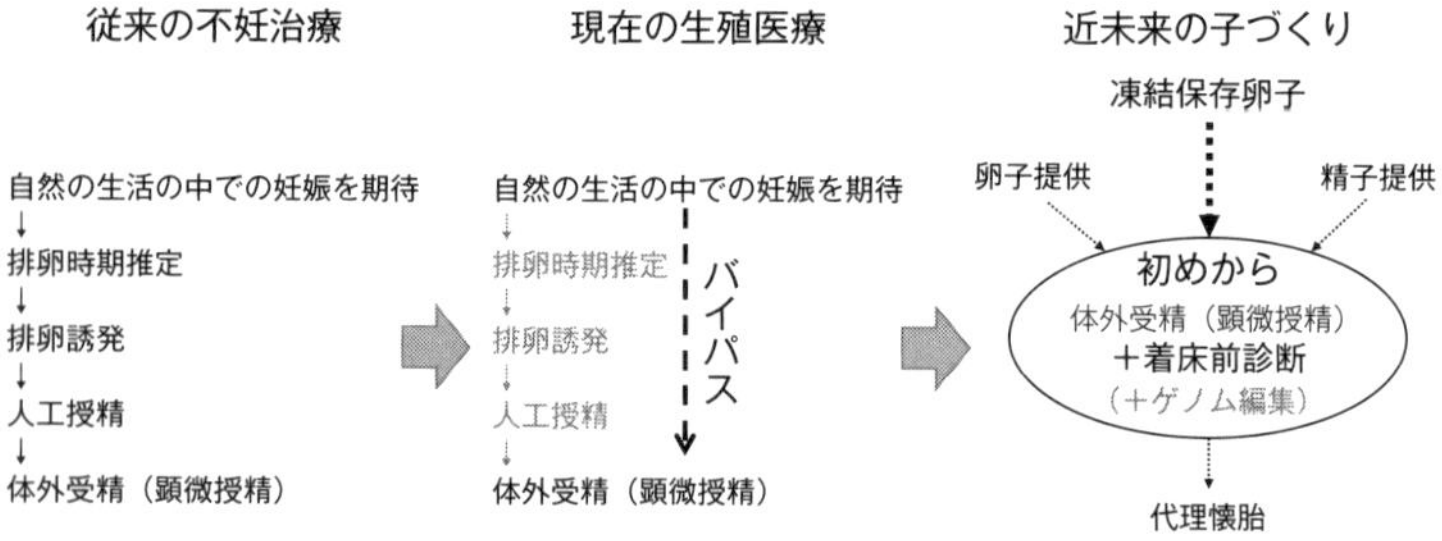

従来男女は自然の経過の中で妊娠することを願い、妊娠が成立しない場合に不妊治療を受けていた。より自然に近い方法から始めて、薬剤使用や人工授精へと進み、それでも妊娠しない場合に体外受精を受けることになった。現在では、より早い段階で体外受精へと進む傾向がある。女性の年齢が上昇していることが影響しているが、目的が子どもを得ることであり、そこに至る途中の治療経過が意義を持たないので、体外受精へとバイパスされやすいことも理由である。さまざまな付加的な技術が可能となる近未来での子どもを得るための行動は、自然の妊娠成立と同程度か、あるいはそれ以上に付加的技術をともなった体外受精が選択的に行われるようになるかもしれない。

半永久に存続しうる生命が与えられるようになった。さらに、配偶子や胚を提供する行為や着床前診断、ゲノム編集を組み合わせる時に、内なる優生思想は実践的優生思想に陥りやすい。優生思想の実践へと進むか否かは、詰まるところ、配偶子と胚を生命とみなすか否かによって決まると思う。配偶子と胚が、生殖細胞、あるいは生殖細胞から発生した組織であるからには、ヒトの形をしてはいないものの、生命そのものとみなすべきであろう。さらに、まだヒトの形になっていないからこそ、その生殖細胞の由来する人間の身体から派生して存在しているものと解釈すべきと考える。そのような解釈に基づく時、配偶子や胚は、永久に存在し続けることはできなくなる。また、まるで品物のように中身を作り変えたり、トレースできない形で他人に譲ったり、あるいは売買したりすることは許されなくなるのである。

生殖医療に付随する潜在的リスク

生殖医療の目的は、子どもを欲する女性・カップルの願望に沿うことだけではなく、新しい生命が誕生することである。新しい技術、特に胚や卵子の細胞の中に直接手を加える手技（顕微授精、着床前診断、ミトコンドリア置換など）は、未だ子孫へのリスクが十分に解明されているわけではない[(1)]。生殖を操作する技術を駆使するにあたっては、新しく生まれてくる生命への配慮を、子どもを欲する女性の願望と同程度か、あるいはそれ以上に尽くすことが求められる。

少子化対策には寄与しない

不妊カップルが子をもつことができるようになることを通じて生殖医療に期待されているのが、少子化問題の解決である。特に卵子凍結保存は、労働力としての活躍が期待される女性だけでなく社会からも少子化対策の切り札として注目され、積極的な導入も叫ばれている。しかしながら、たしかに凍結保存や卵子提供の拡充により個々のカップルが子をもつ機会が増えるのは間違いないが、そのことが決して少子化の解決につながらず、却って高年齢妊娠の増加と、人口減少へと進み、経済の縮小さえも招きかねないことは第14章に述べた。卵子提供の場合と違い自身の卵子の凍結保存は、本人の卵子を本人が使用するために行う手技であるので、実施のハードルは低く、規制の対象ともなりにくい。希望どおりの人生設計を歩むのに好都合の技術であり、受け入れられやすいが、定着してしまうと後戻りできない人口減少が進行する、まさに禁断の果実である。本来、不妊治療として不妊カップルが享受するはずの生殖医療を、必ずしも不妊でない女性が本人の都合で受けることによる歪みの表れであろう。女性をそこまで追い詰めている社会にこそその責任がある。

生殖医療と格差社会

本書で述べてきたさまざまな生殖医療の技術により、すべての女性が自分の生殖行動を意のままにコントロールすることができるように思えてしまう。しかし、そうはならない。生殖医療が自由診療であり、価格設定が個々の生殖医療施設に任されているからである。要するに、値段が高い。経済的に余裕のある女性・カップルは、生殖医療がもたらすさまざまな恩恵に浴することができるであろうが、そうでない女性・カップルには無縁である。進行する格差社会などと言われて久しいが、子づくりの場面でも歴然とした格差が生じているのを感じる。この格差は今後ますます拡がり、社会の分断へと進むかもしれない。

保険診療適用の是非

生殖医療への保険診療の適用ということが最近強く叫ばれている。保険診療の適用により、子づくりにおける格差を解消し、生殖医療を必要とする誰もが経済的な障壁なく診療を受けられるようになるのはよいことであろう。しかし、保険診療とは、病気やけがのために健康が損なわれている人に対し、費用の一部を保証し、診療を受けやすくする公的な制度である。日本では、国民皆保険制度の下、すべての国民がいずれかの公的医療保険に加入しており、被保険者である国民の保険料により運用される相互扶助の理念が生きている。したがって、生殖医療の保険適用にあたっては、対象者が病気のために健康が損なわれている状態であるか否かが、まず問題となる。「不妊」を病気とみなすか否かは、そのカップルのプロフィールによって、また病気というものに対する考え方の基盤によっても異なり、一様でないことを、第13章に述べた。不妊という状態が、カップル間に存在するさまざまな要因の集合体であり、病気である部分と病気とはみなせない部分を切り分けるのは難しい。このように、保険診療の根本であるその理念に、生殖医療は合致しない。

「不妊」を病気とみなすか否かに明確な回答を見出すのを留保したうえで、「不妊」の状態にある人に対して保険診療を適用するとした場合、今度は、その女性またはカップルが真に不妊であるのか否かの見極めが困難、という問題が生じる。真に不妊であるカップルだけが、不妊の原因を取り除くために受ける医療であれば、保険診療ともなり得よう。しかし、第13章に述べたように、真に不妊であるか否かを明確に判断するのは困難である。しかも現在の生殖医療は、不妊であるか否かとは無関係に、子どもを作るための手段として、いわば性交渉の代わりとして行われるものを含んでいる。治療の目標が子をもつという一点であることから、検査や治療のステップを飛ばして体外受精へのバイパスとなりやすいのが生殖医療の特徴でもある。これらを含めて考えると、生殖医療を保険診療とするのは、適切とはいえない。

さらに、本書で述べたような、「不妊」ではない、ノンメディカルな卵子凍結保存や、着床前診断を目的とした体外受精が行われるような場合に、これらが保険診療の適用になじまないのは明白である。

保険診療制度は、被保険者がどの医療機関であっても、同じ内容の医療を、同じ金額で受けることができることになっており、診療行為には点数が決められ、全国一律である。本書で述べた生殖医療は、現在では凍結保存や着床前診断など、さまざまな技術が付加されているとはいうものの、基本は、不妊治療である。高率に妊娠に導くことが達成されるように、多くの医療施設は技術を高めるのに余念がない。広く普及したとはいっても、体外受精とその関連技術は、高度先進医療技術であることに変わりはない。体外受精による妊娠率も決して高くはない。薬物などの治療手段が効果を有するか否かを示す指標に奏効率がある。奏効率を不妊治療に当てはめてみると、不妊治療では子どもを得るのが治療目的であるので、生児を得る確率が奏効率と言える。第3章に示したように、体外受精により生児を得る確率は、治療開始を分母にした場合に全年齢を通じて十パーセント台、二十歳代の若い世代でも二十パーセントをやや超える程度である（図4三十三ページ）[(2)]。このように、治療による奏効率という面からみて、体外受精は一般的な保険適用の治療と比べると低いのが現状である。治療を受ける女性の高年齢化にともない、奏効率の上昇を望むのはますます困難となるであろう。もっとも、ここでもまた、第13章に述べた不妊と加齢の関係、すなわち加齢により不妊となっているものを病気とみなして治療の対象とするのか、という根本的な命題が関わってくる。

現在、保険適用でなく自由診療として行われている生殖医療は、自由診療であるがゆえに、各施設は治療成績の向上を目指して常に努力する。その結果、各施設の差別化が可能となり、それは生殖医療の技術の進歩を推し進めた。そのような生殖医療への保険診療の適用は、全国的な生殖医療の技術水準の画一化をもたらし、全体としてみると、技術開発の停滞と医療の質の低下につながるであろう。

保険診療に代わる制度

それでも不妊カップルが生殖医療に接するのに、経済状況によってアクセスしやすさに差が出るのは好ましいことではない。誰もが経済的障壁なく生殖医療に接することが可能で、格差が生じないのが望ましい。子づくりにおける格差解消が必要であるならば、保険診療の適用以外の手段をとるべきである。現在導入されている特定不妊治療費助成制度は、高度な技術を要する不妊治療であり費用が高額な体外受精と顕微授精を対象に、自由診療を維持したままで費用の一定額を助成する制度である。特定不妊治療費助成制度を受けるにあたって、治療対象女性の年齢制限や治療対象夫婦の収入による制限、治療回数の制限が規定されているが、これらの要件を緩和することにより、より多くのカップルに対して体外受精へのハードルを下げることが可能になるであろう。生殖医療に対する経済的支援としては、保険診療の適用よりも現行の特定不妊治療費助成制度の拡充のほうが、助成の理念からみて的を射ており、実際の運用にも障害が少ないであろう。

少子化解消がゴールではない

令和二年も終わりに近づき、生殖医療の保険診療化の動きに合わせるように、卵子凍結保存や、配偶子提供、着床前診断など、本書で取り上げたさまざまな技術が推進されようとしている。不妊治療をもっと手の届きやすいものにすることが少子化対策として最も効果的、という考え方に基づいている。そしてそれは、少子化を克服することこそが、現代社会の抱える重要な課題であるとみなされているからだ。

たしかに、不妊に悩んでいるカップルにとって、不妊治療が受けやすくなることは喜ばしく歓迎すべきことである。その結果として子どもが生まれれば、そのカップルや家族にとっての少子化は解消されたことになる。しかしながら、社会全体としてみると、不妊治療の拡大が少子化解消につながらないことを本書で述べてきた。それどころか、卵子凍結保存や卵子提供へのハードルが下がれば下がるほど、晩産化の進行とともに人口減少が加速し、経済の停滞にもつながりかねないことを示した。目先の少子化解決ばかりを近視眼的に追い求めていると、人口減少に歯止めをかけるという真の目標を見失ってしまう。

行政は、あらゆるカップルが不妊治療を受けることを前提とした施策を進めるのではなく、不妊治療を受けないで済む社会を目指さなければならない。とくに女性が加齢のために不妊治療を受けざるを得なくなる事態を招かないで済むよう、社会を変えていく必要がある。

今後の社会に望まれること

晩婚化または非婚化、そして晩産化、その結果としての少子化、これらはひとつながりの事象である。妊娠に導くための経済的支援だけで少子化を解決するのは不可能であり、その根本から変えていかなくてはいけない。言い古された言葉ではあるが、安心して産み育てることのできる社会の構築に尽きる。そこに求められているのは、経済的な支援よりも、むしろ子どもを産むときとその後長きに渡る育児の期間での、社会における男女個々の居場所の保障である。経済的支援という表層的で安易なものではなく、社会全体の意識の変革が求められていると言ってもよい。

同時に、人間の生殖機能の特性、加齢との関係、特に女性の生殖生理については、成人するより前の子どもの時点で、男女を問わず教育することが必要である。教える側が臆していてはいけない。このような基礎教育があってこそ初めて社会の意識改革が進むと思われる。

あとがき

日々の診療に携わっていると、体外受精により妊娠して受診する女性は多い。よく話を聞いてみると、不妊症とは思われない人も少なくない。一人目の子どもを体外受精で妊娠した女性が、二人目の子どもを自然の妊娠で授かったという例も多い。一人目の妊娠で体外受精を受けた理由は、計画的に妊娠するためや、結婚後すぐに子どもを欲しかったからなど、さまざまである。体外受精を担当する医師も、女性の妊娠への願望をかなえるためであれば、不妊症であるか否かを厳密に精査することに重要性を見出さないであろう。日本産科婦人科学会の見解によれば、体外受精は、それ以外の方法では妊娠することが不可能かきわめて困難と考えられる場合に行うとされている。しかしながら、現在、その見解は有名無実になっている。最近では、若い医師と話していても、妊娠に至る過程に大別して自然妊娠と体外受精がある、という理解に立っているような報告やプレゼンテーションが多い。体外受精が本来、不妊症の女性・カップルを対象とした不妊治療である、という意識が薄らいでいると感じる。

体外受精の導入は、不妊症治療への画期的なブレークスルーであったと同時に、生殖行動だけでなく配偶子や胚に、外部からさまざまな操作を加えることを特別視しない風潮を加速させた。生殖医療を受ける女性やカップルは、できるだけ早く妊娠することを望んでいる。生殖医療を担当する医師は、常に向き合っている患者さんが早く妊娠して喜ぶ姿に接することだけを願い、生殖医療が拡がることにより社会がどのように変化していくかに考えが及ばない。

このような現実を目の当たりにし、また日々その傾向が強まっていくのを感じ、体外受精の行き着く先に出現する可能性のある将来像を、後輩である医師、および世の中の人々に知ってもらい、良き社会の構築のヒントになればと思い、この書を書き起こした。

人間の生殖行動を操作する技術は、Assisted reproductive technology（ART）と呼ばれる。一九九〇年代に欧米で使われ始めた用語である。日本語では当初、「生殖補助技術」と正しく訳されていたのだが、いつの頃からか、「生殖補助医療」と呼ばれるようになっている。ARTはあくまで technology に過ぎず、それ自体が医療というわけではない。ARTのどの部分をどこまで実地医療に取り入れるかは、新しい技術が開発されるたびに十分な検討を重ね、将来への展望を巡らせたうえで、導入するべきであり、この時点で初めて医療と呼べる。この点を正しく理解しておかないと、ARTで可能な技術のすべてが医療行為であるという誤解につながりかねず、危険である。そして今、ARTにより生まれてくるいのちに、親が望むさまざまな価値を付加することが始まっている。もはやARTではあっても、それは additional reproductive technology と呼ぶべきものである。原語の technology の意味をよく噛みしめながら、ARTの臨床応用を進めてほしい。治療を受ける目の前の女性だけを注視するのでなく、一歩引いて社会全体、人類の将来に想いを廻らせつつ治療に臨んでほしい。

二〇二〇年のノーベル化学賞は、ゲノム編集の技術を開発した、アメリカのジェニファー・ダウドナ氏とドイツのエマニュエル・シャルパンティエ氏が受賞した。一九七八年に世界初の体外受精を成し遂げたイギリスのロバート・エドワーズ氏は、二〇一〇年にノーベル医学生理学賞を受賞している。生殖現象や遺伝子工学に関わるこれらの革新的な技術が傑出したものであり、世界中からの賞賛に値することには、論を俟たない。しかしながら、これらの技術を人間に応用していくとき、行く手には予想だにしなかった思わぬ陥穽が待ち受けていることを常に気遣って進んでいかなければならない。

子どもはさずかるものという過去の受け身の姿勢から、ほしい時に好みに合った子どもを主体的に創るという時代へと、着実に変わってきている。

本書を終えるにあたり、これまで産婦人科医療の世界で指導を受けてきた諸先輩の先生方や、ともに切磋琢磨してきた同輩、後輩の医療従事者の皆様から多くを学んだことを記しておく。とくに、産婦人科学と生殖医学の基礎をご教示くださった恩師で東京大学名誉教授の武谷雄二先生、日本産科婦人科学会ほかの学会や倫理委員会でご指導くださった慶應義塾大学名誉教授の吉村泰典先生には、深い感謝の気持ちを伝えたい。しかし、なんといっても本書の内容は、筆者が長年にわたり直に接してきた多くの患者さんの女性や夫婦からの訴えや願望、彼らとの対話を通じて得られたものが基盤になっていることを強調しておきたい。

二〇〇七年から二〇〇八年にかけての日本学術会議では、さまざまな分野の研究者の先生方と、筆者にとって新鮮で有益な議論を交わすことができた。お一人ごとにお礼を述べたい。困難で複雑な議論をまとめてくださった、東京大学名誉教授の故鴨下重彦先生には、本書を持って墓前に報告したい心境である。とともに、結論にたどり着くのが容易でない生殖医療全般のあり方の議論について、今後も医療界に留まることなく、広い視野からの検討を続けなければならないことを痛感する。

最後に、本書の上梓にあたって、上智大学特任教授で東京大学名誉教授の島薗進先生のご助言をいただき、編集者の今井章博様にご尽力いただいたこと、および、春秋社編集部の佐藤清靖様、水野柊平様には出版に際しての筆者の要望に快く応じてくださったことに対し、心より御礼を申し上げつつ、筆を置く。

二〇二〇年十二月

久具宏司

全体についての参考文献

吉村泰典，星和彦，武谷雄二編集『図説産婦人科 VIEW-31 生殖内分泌・不妊、不妊の基礎』メジカルビュー, 1998
唄孝一「人工生殖について思ってきたこと」『産婦人科の世界』52: 156-169, 2000
久具宏司「卵子提供、精子提供、代理懐胎の実態と問題点」『日本医師会雑誌』137(1): 53-58, 2008
久具宏司「ART と倫理」『産科と婦人科』75(10): 1272-1283, 2008
松尾宣武「わが国の生殖補助医療に求められるもの」『日本医事新報』4373: 99-103, 2008
久具宏司，五十嵐隆，米本昌平，水田祥代，室伏きみ子，吉村泰典「パネルディスカッション　生殖補助医療はどうあるべきか　I 医療・生命科学等の観点から」『学術の動向』13(8): 20-31, 2008
久具宏司「生殖医療と倫理」『Pharma Medica』27(5): 45-50, 2009
柘植あづみ『妊娠を考える——〈からだ〉をめぐるポリティクス』NTT 出版, 2010
久具宏司「医療現場からみた生殖医療の問題点」『死生学研究』15: 266-279, 2011
アクセル・カーン（林昌宏訳）『モラルのある人は、そんなことはしない——科学の進歩と倫理のはざま』トランスビュー, 2011
「独身女性に広がる卵子の凍結保存　53 歳の妊娠への波紋　海外卵子提供体験者が告発する闇」『AERA 2012 年 7 月 30 日号』25(32): 38-39, 57, 58-59, 朝日新聞出版, 2012
「「卵子老化」の不安と現実——30 代独身女性 300 人調査」『AERA 2012 年 9 月 10 日号』25(37): 26-29, 朝日新聞出版, 2012

柘植あづみ『生殖技術――不妊治療と再生医療は社会に何をもたらすか』みすず書房, 2012
櫻田嘉章, 町野朔, 西希代子, 石原理, 島薗進, 辻村みよ子, 柘植あづみ, 吉村泰典, 久具宏司, 室伏きみ子, 水野紀子, 二宮周平, 佐藤やよひ, 大西隆『学術会議叢書 19　生殖補助医療と法』財団法人日本学術協力財団, 2012
久具宏司「ART の抱える倫理的問題点」『母子保健情報』66: 49–55, 2012
「生殖医療は人類の福音か？」『中央公論 2014 年 4 月号』129(4): 23–55, 中央公論新社, 2014
「卵子凍結の光と影」『女性セブン 2016 年 3 月 3 日号』54(9): 41–44, 小学館, 2016
久具宏司「際限なく拡がる生殖補助技術」『日本女性法律家協会会報』54: 35–53 日本女性法律家協会, 2016
「凍結受精卵を夫に無断で移植し妊娠・出産」『週刊女性 2017 年 2 月 7 日号』61(5): 38–39, 主婦と生活社, 2017
一般社団法人日本生殖医学会編『生殖医療の必修知識 2017』一般社団法人日本生殖医学会, 2017
久具宏司, 久慈直昭, 根津八紘, 的場優介, 木須伊織, 阪埜浩司, 青木大輔, 日比野由利, 中塚幹也, 洞下由記, 鈴木直, 菊地盤, 末岡浩, 行方史郎, 金子昭, 山折哲雄, 柘植あづみ, 西希代子「〔連載〕生殖倫理の現況と展望（全 14 回）」『週刊医学のあゆみ』262(11), (12), (13), 263(2), (3), (4), (6), (7), (8), (10), (11), (12), 264(2), (3), (4), 医歯薬出版株式会社, 2017 ～ 2018
中村幸司『知らないと恥をかく最新科学の話』角川新書 K-252, 2019
マッティ・ハユリュ（斎藤仲道・脇崇晴監訳）『人間〈改良〉の倫理

学――合理性と遺伝的難問』ナカニシヤ出版, 2020
日本医師会ホームページ「医の倫理の基礎知識【生殖医療】」
URL: https://www.med.or.jp/doctor/rinri/i_rinri/001014.html

各章の注と参考文献

第２章　近未来の子づくりシミュレーション
公益社団法人日本産科婦人科学会「倫理に関する見解」
URL: http://www.jsog.or.jp/modules/statement/index.php?content_id=3

第３章　日本における生殖医療の現状
(1) 公益社団法人日本産科婦人科学会　登録・調査小委員会　ART オンライン登録内　ART データブック
URL: http://plaza.umin.ac.jp/~jsog-art/
公益社団法人日本産科婦人科学会「倫理に関する見解」
URL: http://www.jsog.or.jp/modules/statement/index.php?content_id=3

第４章　凍結保存を経て行う生殖
(1) Bunge RG, Sherman JK: Fertilizing capacity of frozen human spermatozoa. *Nature* 172(4382): 767–768, 1953
(2) Pennings G: Ethical aspects of social freezing. *Gynecol Obstet Fertil* 41(9): 521–523, 2013
(3) Stoop D, van der Veen F, Deneyer M, Nekkebroeck J, Tournaye H: Oocyte banking for anticipated gamete exhaustion (AGE) is a preventive intervention, neither social nor nonmedical. *Reprod Biomed Online* 28(5): 548–551, 2014
(4) Ethics Committee of the American Society for Reproductive Medicine: Planned oocyte cryopreservation for women seeking

to preserve future reproductive potential: an Ethics Committee opinion. *Fertil Steril* 110(6): 1022–1028, 2018

(5) Cobo A, García-Velasco J, Domingo J, Pellicer A, Remohí J: Elective and Onco-fertility preservation: factors related to IVF outcomes. *Hum Reprod* 33(12): 2222–2231, 2018

(6) The ESHRE Working Group on Oocyte Cryopreservation in Europe, Shenfield F, de Mouzon J, Scaravelli G, Kupka M, Ferraretti AP, Prados FJ, Goossens V: Oocyte and ovarian tissue cryopreservation in European countries: statutory background, practice, storage and use. *Hum Reprod Open* 2017(1): hox003, 2017

(7) Goldman RH, Racowsky C, Farland LV, Munné S, Ribustello L, Fox JH: Predicting the likelihood of live birth for elective oocyte cryopreservation: a counseling tool for physicians and patients. *Hum Reprod* 32(4): 853–859, 2017

(8) Hodes-Wertz B, Druckenmiller S, Smith M, Noyes N: What do reproductive-age women who undergo oocyte cryopreservation think about the process as a means to preserve fertility? *Fertil Steril* 100(5): 1343–1349, 2013

(9) Stoop D, Nekkebroeck J, Devroey P: A survey on the intentions and attitudes towards oocyte cryopreservation for non-medical reasons among women of reproductive age. *Hum Reprod* 26(3): 655–661, 2011

(10) Cobo A, García-Velasco JA, Coello A, Domingo J, Pellicer A, Remohí J: Oocyte vitrification as an efficient option for elective fertility preservation. *Fertil Steril* 105(3): 755–764, 2016

⑾ Hammarberg K, Kirkman M, Pritchard N, Hickey M, Peate M, McBain J, Agresta F, Bayly C, Fisher J: Reproductive experiences of women who cryopreserved oocytes for non-medical reasons. *Hum Reprod* 32(3): 575–581, 2017

⑿ Grotegut CA, Chisholm CA, Johnson LN, Brown HL, Heine RP, James AH: Medical and obstetric complications among pregnant women aged 45 and older. *PLoS One* 9(4): e96237, 2014

公益社団法人日本産科婦人科学会「倫理に関する見解」
URL: http://www.jsog.or.jp/modules/statement/index.php?content_id=3

第５章　卵子提供

(1) Johnston RJ, Wallace WHB: Normal ovarian function and assessment of ovarian reserve in the survivor of childhood cancer. *Pediatr Blood Cancer* 53(2): 296–302, 2009

(2) Faddy MJ: Follicle dynamics during ovarian ageing. *Mol Cell Endocrinol* 163(1–2): 43–48, 2000

(3) Abdalla HI, Billett A, Kan AK, Baig S, Wren M, Korea L, Studd JW: Obstetric outcome in 232 ovum donation pregnancies. *Br J Obstet Gynecol* 105(3): 332–337, 1998

(4) Salha O, Sharma V, Dada T, Nugent D, Rutherford AJ, Tomlinson AJ, Philips S, Allgar V, Walker JJ: The influence of donated gametes on the incidence of hypertensive disorders of pregnancy. *Hum Reprod* 14(9): 2268–2273, 1999

(5) Söderström-Anttila V: Pregnancy and child outcome after oocyte donation. *Hum Reprod Update* 7(1): 28–32, 2001

(6) van der Hoorn MLP, Lashley EELO, Bianchi DW, Claas FHJ, Schonkeren CMC, Scherjon SA: Clinical and immunologic aspects of egg donation pregnancies: a systematic review. *Hum Reprod Update* 16(6): 704–712, 2010
(7) Le Ray C, Scherier S, Anselem O, Marszalek A, Tsatsaris V, Cabrol D, Goffinet F: Association between oocyte donation and maternal and perinatal outcomes in women aged 43 years or older. *Hum Reprod* 27(3): 896–901, 2012
(8) Younis JS, Laufer N: Oocyte donation is an independent risk factor for pregnancy complications: the implications for women of advanced age. *J Womens Health (Larchmt)* 24(2): 127–230, 2015
(9) Soares SR, Troncoso C, Bosch E, Serra V, Simón C, Remohí J, Pellicer A: Age and uterine receptiveness: predicting the outcome of oocyte donation cycles. *J Clin Endocrinol Metab* 90(7): 4399–4404, 2005
(10) Keegan DA, Krey LC, Chang H-C, Noyes N: Increased risk of pregnancy-induced hypertension in young recipients of donated oocytes. *Fertil Steril* 87(4): 776–781, 2007
(11) Elenis E, Sydsjö G, Skalkidou A, Lampic C, Svanberg AS: Neonatal outcomes in pregnancies resulting from oocyte donation: a cohort study in Sweden. *BMC Pediatr* 16(1): 170, 2016
(12) Kamath MS, Antonisamy B, Mascarenhas M, Sunkara SK: High-risk of preterm birth and low birth weight after oocyte donation IVF: analysis of 133,785 live births. *Reprod Biomed Online* 35(3): 318–324, 2017
(13) Mascarenhas M, Sunkara SK, Antonisamy B, Kamath MS: Higher

risk of preterm birth and low birth weight following oocyte donation: A systematic review and meta-analysis. *Eur J Obstet Gynecol Reprod Biol* 218:60–67, 2017
(14) Savasi VM, Mandia L, Laoreti A, Cetin I: Maternal and fetal outcomes in oocyte donation pregnancies. *Hum Reprod Update* 22(5):620–633, 2016
(15) Tarlatzi TB, Imbert R, Alvaro Mercadal B, Demeestere I, Venetis CA, Englert Y, Delbaere A: Does oocyte donation compared with autologous oocyte IVF pregnancies have a higher risk of preeclampsia? *Reprod Biomed Online* 34(1): 11–18, 2017
(16) Storgaard M, Loft A, Bergh C, Wennerholm UB, Söderström-Anttila V, Romundstad LB, Aittomaki K, Oldereid N, Forman J, Pinborg A: Obstetric and neonatal complications in pregnancies conceived after oocyte donation: a systematic review and meta-analysis. *BJOG* 124(4): 561–572, 2017
(17) Bennett SJ, Waterstone JJ, Cheng WC, Parsons J: Complications of transvaginal ultrasound-directed follicle aspiration: a review of 2670 consecutive procedures. *J Assist Reprod Genet* 10(1): 72–77, 1993
(18) Dicker D, Ashkenazi J, Feldberg D, Levy T, Dekel A, Ben-Rafael Z: Severe abdominal complications after transvaginal ultrasonographically guided retrieval of oocytes for in vitro fertilization and embryo transfer. *Fertil Steril* 59(6): 1313–1315, 1993
公益社団法人日本産科婦人科学会「倫理に関する見解」
URL: http://www.jsog.or.jp/modules/statement/index.php?content_

id=3
厚生労働省雇用均衡・児童家庭局母子保健課「精子・卵子・胚の提供等による生殖補助医療制度の整備に関する報告書」[厚生科学審議会生殖補助医療部会], 2003
上杉富之編『現代生殖医療――社会科学からのアプローチ』世界思想社, 2005
デボラ・L・スパー(椎野淳訳)『ベビー・ビジネス――生命を売買する新市場の実態』ランダムハウス講談社, 2006
神里彩子, 成澤光編『生殖補助医療(生命倫理と法――基本資料集 3)』信山社, 2008
石原理, 岡垣竜吾, 梶原健, 出口顯「配偶子提供の現状」『臨床婦人科産科』63(11): 1415–1421, 2009
「〔特集〕家族法改正(婚姻・親子法を中心に)」『ジュリスト』1385: 4–97, 有斐閣, 2009
久具宏司「配偶子提供――現況と課題」『医学のあゆみ』249(1): 135–141, 2014
久具宏司「加齢と妊孕能、その診断」『日本産科婦人科学会雑誌』67(9): 1934–1946, 2015

第6章　精子提供

(1) Schlegel PN, Li PS: Microdissection TESE: sperm retrieval in non-obstructive azoospermia VIDEO. *Hum Reprod Update* 4(4): 439, 1998
(2) Tsujimura A: Microdissection testicular sperm extraction: prediction, outcome, and complications. *Int J Urol* 14(10): 883–889, 2007

公益社団法人日本産科婦人科学会「倫理に関する見解」
URL: http://www.jsog.or.jp/modules/statement/index.php?content_id=3
厚生労働省雇用均衡・児童家庭局母子保健課「精子・卵子・胚の提供等による生殖補助医療制度の整備に関する報告書」〔厚生科学審議会生殖補助医療部会〕, 2003
日本医師会総合政策研究機構「「出自を知る権利」についての諸外国の制度と現状―提供精子・卵子・胚によって生まれた子のドナー情報へのアクセス―」日医総研報告書第 66 号, 2004
久慈直昭, 水澤友利, 吉田宏之, 吉村泰典「非配偶者間人工授精による不妊治療と家族」『産科と婦人科』72(10): 1241–1249, 2005
辻村晃「ART における精子の評価」『産科と婦人科』75(10): 1236–1241, 2008
歌代幸子『精子提供――父親を知らないこどもたち』新潮社, 2012
非配偶者間人工授精で生まれた人の自助グループ, 長沖暁子『AID で生まれるということ――精子提供で生まれた子どもたちの声』萬書房, 2014
「「息子の嫁に自分の精子」で子作り」『週刊現代 2014年8月16・23日号』56(28): 188–190, 講談社, 2014
由井秀樹『人工授精の近代――戦後の「家族」と医療・技術』青弓社, 2015
「精子提供、それぞれの事情～前・後編～」『週刊プレイボーイ 2019年 2 月 18 日号』54(5): 24–27,『週刊プレイボーイ 2019 年 2 月 25 日号』54(6): 162–165, 集英社, 2019
「私達、インターネットで精子を買っています。」『女性セブン 2020年 10 月 29 日号』58(37): 146–147, 小学館, 2020

映画「悶え」井上梅次監督 , 大映 , 1964
映画「処女受胎」島耕二監督 , 大映 , 1966
映画「炎と女」吉田喜重監督 , 松竹 , 1967

第 7 章　代理懐胎

(1) ESHRE Task Force on Ethics and Law including Shenfield F, Pennings G, Cohen J, Devroey P, de Wert G, Tarlatzis B: ESHRE Task Force on Ethics and Law 10: Surrogacy. *Hum Reprod* 20 (10): 2705–2707, 2005
(2) Brinsden PR: Gestational surrogacy. *Hum Reprod Update* 9(5): 483–491, 2003
(3) Parkinson J, Tran C, Tan T, Nelson J, Batzofin J, Serafini P: Perinatal outcome after in-vitro fertilization-surrogacy. *Hum Reprod* 14(3): 671–676, 1999
(4) Brinsden PR, Rizk B: The obstetric outcome of assisted conception treatment. *Assist Reprod Rev* 2: 116–125, 1992
(5) Duffy DA, Nulsen JC, Maier DB, Engmann L, Schmidt D, Benadiva CA: Obstetrical complications in gestational carrier pregnancies. *Fertil Steril* 83(3): 749–754, 2005
公益社団法人日本産科婦人科学会「倫理に関する見解」
URL: http://www.jsog.or.jp/modules/statement/index.php?content_id=3
根津八紘『代理出産――不妊患者の切なる願い』小学館文庫 , 2001
根津八紘『子守うたを奪わないで』郷土出版社 , 2004
イブリ・ツィピ（村上隆則訳）「軍事技術としての生殖――イスラエルにおける妊娠と出産のレトリック」『現代生殖医療――社会科学か

らのアプローチ』世界思想社, 2005
向井亜紀『家族未満』小学館, 2007
「〔特集〕生殖補助技術の利用に対する法的規制のあり方」『自由と正義』58(10): 12–40, 日本弁護士連合会, 2007
神里彩子, 小門穂, 仙波由加里, 張瓊方, 洪賢秀, 武藤香織「代理懐胎に関する諸外国の現状調査報告書」厚生労働省, 2007
久具宏司「代理懐胎——産婦人科医の立場から」『産婦人科の世界』59(10): 919–925, 2007
厚生労働省「生殖補助医療技術に関する意識調査」厚生労働省平成18年度生殖補助医療等緊急対策事業報告書, 2008
日本学術会議生殖補助医療の在り方検討委員会「[対外報告] 代理懐胎を中心とする生殖補助医療の課題—社会的合意に向けて—」, 2008
「〔特集〕生殖補助医療の法制化をめぐって(代理懐胎を中心に)」『ジュリスト』1359: 4–65, 有斐閣, 2008
神里彩子, 成澤光編『生殖補助医療(生命倫理と法——基本資料集3)』信山社, 2008
「インドで代理出産　予期せぬ事態発生」『AERA 2008年8月18日増大号』21(37): 75, 朝日新聞出版, 2008
「〔日本国憲法研究〕生殖補助医療」『ジュリスト』1379: 54–92, 有斐閣, 2009
「〔特集〕家族法改正(婚姻・親子法を中心に)」『ジュリスト』1385: 4–97, 有斐閣, 2009
大野和基『代理出産——生殖ビジネスと命の尊厳』集英社新書 0492B, 2009
久具宏司「代理懐胎——海外の現状」『臨床婦人科産科』63(11): 1422–1431, 2009

久具宏司，今岡達雄，根津八紘，金子昭，柘植あづみ，島薗進「「代理出産」の問題点を考える――生殖補助医療といのちの尊厳」第5回宗教と生命倫理シンポジウム報告書，財団法人日本宗教連盟，2011
久具宏司「代理懐胎」『生殖医療ポケットマニュアル』pp. 355-361, 医学書院，2014
久具宏司「代理懐胎」『産科と婦人科』83(3): 267-274, 2016
久具宏司「代理懐胎」『臨床婦人科産科』71(12): 1165-1173, 2017
NHK: BS1スペシャル「いのち爆買い～米中・加速する不妊ビジネス～」，2017/12/24放送

第8章　多様な願望と代替手段

(1) Brännström M, Johannesson L, Bokström H, Kvarnström N, Mölne J, Dahm-Kähler P, Enskog A, Milenkovic M, Ekberg J, Diaz-Garcia C, Gäbel M, Hanafy A, Hagberg H, Olausson M, Nilsson L: Livebirth after uterus transplantation. *Lancet* 385(9968): 607-616, 2015

第9章　男女の性を超えて拡がる生殖

久具宏司「性同一性障害と生殖医療：AID問題を考える」『日本産科婦人科学会雑誌』64(9): N234-237, 2012
『現代思想2015年10月号 LGBT――日本と世界のリアル』43(16), 青土社，2015

第10章　着床前診断

(1) Kleiderman E, Ravitsky V, Knoppers BM: The 'serious' factor in germline modification. *J Med Ethics* 45(8): 508-513, 2019

(2) Dondorp W, de Wert G, Pennings G, Shenfield F, Devroey P, Tarlatzis B, Barri P, Diedrich K: ESHRE Task Force on ethics and Law 20: sex selection for non-medical reasons. *Hum Reprod* 28(6): 1448–1454, 2013
(3) Swiss Academy of Medical Science: Medical-ethical recommendations: preimplantation genetic testing PGT. *Swiss Med Wkly* 150: w20298, 2020
公益社団法人日本産科婦人科学会「倫理に関する見解」
URL: http://www.jsog.or.jp/modules/statement/index.php?content_id=3
「タイを目指す女たち——男女を産み分けたい」『週刊朝日 2011 年 10 月 21 日号』pp. 140–142, 朝日新聞出版 , 2011
「国民的大論争 何でもわかることは幸せなのか、不幸なのか．出生前の「遺伝子検査」」『週刊現代 2013 年 3 月 23 日号』pp. 176–181,『週刊現代 2013 年 3 月 30 日号』pp. 158–161, 講談社 , 2013
久具宏司「着床前スクリーニング」『臨床婦人科産科』68(1): 34–41, 2014
久具宏司「生まれる前のいのちを診断する」『日本病院会雑誌』62(1): 59–69, 2015
行方史郎『IQ は金で買えるのか？——世界遺伝子研究最前線』朝日新聞出版 , 2015
Ethics Committee of the American Society for Reproductive Medicine: Use of preimplantation genetic testing for monogenic defects (PGT-M) for adult-onset conditions: an Ethics Committee opinion. *Fertil Steril* 109(6): 989–992, 2018
千葉紀和, 上東麻子『ルポ「命の選別」誰が弱者を切り捨てるのか？』

文藝春秋, 2020

第12章　死後生殖
(1) 林かおり「海外における生殖補助医療の現状―死後生殖、代理懐胎、子どもの出自を知る権利をめぐって―」『外国の立法』243: 99–136, 2010
(2) Pennings G, de Wert G, Shenfield F, Cohen J, Devroey P, Tarlatzis B: ESHRE Task Force on Ethics and Law 11: Posthumous assisted reproduction. *Hum Reprod* 21(12): 3050–3053, 2006
(3) Ethics Committee of the American Society for Reproductive Medicine: Posthumous retrieval and use of gametes or embryos: an Ethics Committee opinion. *Fertil Steril* 110(1): 45–49, 2018
(4) Simana S: Creating life after death: should posthumous reproduction be legally permissible without the deceased's prior consent? *J Law Biosci* 5(2): 329–354, 2018
(5) Hashiloni-Delev Y, Schicktanz S: A cross-cultural analysis of posthumous reproduction: The significance of the gender and margins-of-life perspectives. *Reprod Biomed Soc Online* 4: 21–32, 2017

第13章　加齢と不妊・生殖医療
(1) Schwartz D, Mayaux MJ: Female fecundity as a function of age: results of artificial insemination in 2193 nulliparous women with azoospermic husbands. *N Eng J Med* 306: 404–406, 1982
(2) Maung HH: Is infertility a disease and does it matter? *Bioethics*

33(1): 43-53, 2019
久具宏司「加齢と妊孕能、その診断」『日本産科婦人科学会雑誌』67(9): 1934-1946, 2015
久具宏司「不妊症の定義と分類—歴史からの考察—」『産婦人科の実際』66(13): 1781-1785, 2017
久具宏司「女性の加齢が不妊と流産に与える影響」『日本医師会雑誌』148(12): 2409-2413, 2020

第14章　人口構造の将来と処方箋

(1) Bunting L, Tsibulsky I, Boivin J: Fertility knowledge and beliefs about fertility treatment: findings from the International Fertility Decision-making Study. *Hum Reprod* 28(2): 385-397, 2013

第15章　おわりに

(1) Jans V, Dondorp W, Mastenbroek S, Mertes H, Pennings G, Smeets H, de Wert G: Between innovation and precaution: how did offspring safety considerations play a role in strategies of introducing new reproductive techniques? *Hum Reprod* Open 2020(2): hoaa003, 2020
(2) 公益社団法人日本産科婦人科学会 登録・調査小委員会 ART オンライン登録内　ART データブック
URL: http://plaza.umin.ac.jp/~jsog-art/

著者略歴
久具　宏司（くぐ　こうじ）
東京都立墨東病院　産婦人科部長

昭和32年生まれ、産婦人科医師、医学博士。

福岡県出身、産婦人科開業医である父の診療所内で幼少期を過ごす。

昭和57年東京大学医学部卒業、東京大学附属病院をはじめ連携する多くの病院で勤務の後、富山医科薬科大学（現富山大学医学部）講師、東京大学講師、東邦大学教授を経て、現職。この間、米国ジョンズ･ホプキンス大学、ハーバード大学マサチューセッツ総合病院へ留学。

東京大学附属病院における体外受精の導入に従事、その後富山県での県内初の体外受精成功例を手掛ける。日本産科婦人科学会倫理委員会副委員長を務め、生殖医療施設の登録・調査業務にも携わる。平成20年、日本学術会議「生殖補助医療の在り方検討委員会」において幹事として対外報告「代理懐胎を中心とする生殖補助医療の課題―社会的合意に向けて―」作成に従事、以後、法学委員会生殖補助医療と法分科会に参加。

近未来の〈子づくり〉を考える——不妊治療のゆくえ

二〇二一年二月二十日　第一刷発行

著　者　久具宏司
発行者　神田　明
発行所　株式会社　春秋社
東京都千代田区外神田二—一八—六（〒一〇一—〇〇二一）
電話〇三—三二五五—九六一一　振替〇〇一八〇—六—二四八六一
https://www.shunjusha.co.jp/

印刷所　萩原印刷株式会社
装　丁　野津明子
定価はカバー等に表示してあります
2021©Kugu Koji　ISBN978-4-393-71635-9